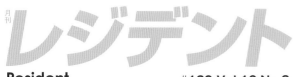

Resident　#139 Vol.16 No.2

JN097276

#139

CONTENTS
目　次

特　集

❷ **レジデントが知っておくべき**
敗血症診療の
ポイント&ピットフォール

企画編集●小倉裕司

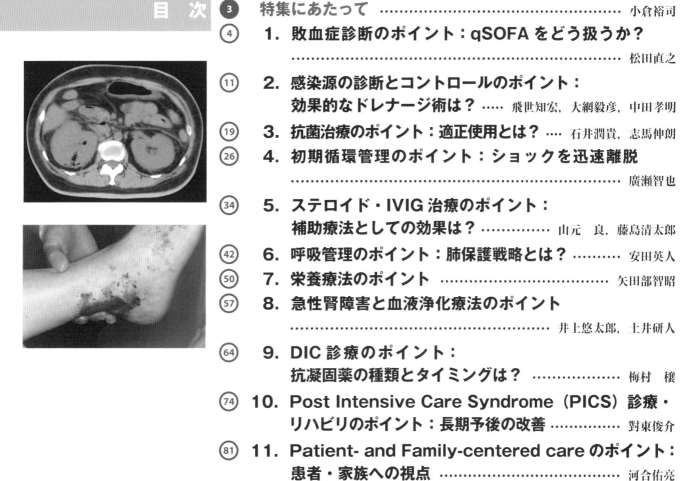

Information

レジデントが知っておくべき 敗血症診療の ポイント&ピットフォール

企画編集● 小倉裕司（大阪大学医学部附属病院 高度救命救急センター）

特集にあたって　　　　　　　　　小倉裕司

　敗血症はあらゆる年齢層が罹患する重篤な疾患であり，今なお世界で年間5000万人近くが発症し，うち1000万人以上が死亡しています．発症早期からの迅速かつ適切な全身管理を必要とし，生存者も長期的にPost-Intensive Care Syndrome（PICS）などの後遺症にしばしば悩まされます．

　救急外来において，レジデントを含む若手医師も感染源の異なるさまざまな敗血症に遭遇するため，それぞれの患者に適切に対応する能力が求められます．なかには，一見軽症そうにみえて致死的になる敗血症やショックからの離脱に難渋する重症例もあり，診断・治療に至る適正なプロセスが重要視されます．同時に，集中治療に移す必要性なども短時間で判断する能力が求められます．

　実際の敗血症患者を目の前にしてどう対応すべきか？どのような優先順位で治療を進めるべきか？治療と並行して評価すべき項目は？治療の最終ゴールは？後遺症をどうしたら減らせるか？患者・家族への対応は？など，経験を積みながら，日頃から知識の整理（シミュレーション）を行うことが大切です．とくに，近年は高齢者の増加に伴い，併存疾患やその治療薬もまちまちであり，敗血症診療を進めるうえで柔軟な対応が求められるケースも増えています．

　2021年，『日本版敗血症診療ガイドライン（J-SSCG）2020』，国際版の"Surviving Sepsis Campaign Guideline（SSCG）2021"が相次いで出版されました．J-SSCG2020は，一般臨床家だけでなく多職種医療者にも理解しやすく，かつ国内外で通用する質の高いガイドラインを目指しており，急性期管理をバランスよく取り上げた診療バンドルも公開されました．一方，SSCG2021ではlong term outcomes and goals of careなどが大きく取り上げられ，患者・家族に対する長期にわたる医学的・社会的サポート

の重要性などが強調されています．

　本特集では，J-SSCG2020およびSSCG2021の内容も含め，敗血症診断，感染源コントロール，抗菌薬治療，初期循環管理・ステロイド療法，呼吸管理，栄養管理，血液浄化療法，DIC診療，PICS診療・リハビリ，患者・家族ケア，さらにJ-SSCG2022診療バンドルのポイントなどをいずれも各領域の第一人者の先生方に取り上げていただきました．執筆にあたり，各領域において若手医師が知っておくべき敗血症診療のポイントとピットフォール，実際の症例における診療のコツや工夫，最新トピックスなどをご紹介いただきます．

　レジデントを含む若手医師にとって敗血症の臨床現場で応用できる多くの「ポイント」が散りばめられています．本特集の内容が，敗血症診療を多面的にサポートし，より適切な診断・治療や効果的な多職種チーム医療につながることを心から願っています．

Profile

小倉裕司（おぐら ひろし）
大阪大学医学部附属病院 高度救命救急センター
1987年 大阪大学医学部附属病院 特殊救急部，1988年 西宮市立中央病院 外科，1989年 大阪大学 救急医学 博士課程，1990年 米国陸軍外科学研究所（テキサス州サンアントニオ市），1994年 関西労災病院重症治療部 外科，1999年 大阪大学 救急医学 助教，2013年 同 准教授．
研究：侵襲時生体反応の解析と治療法開発．

1

敗血症診断のポイント：qSOFAをどう扱うか？

松田直之

名古屋大学大学院 医学系研究科 救急・集中治療医学分野 教授

Point ① 敗血症と感染症の違いを理解できる.

Point ② SIRS スコアの意義はサイトカインストームの推測にある.

Point ③ 感染症を疑う能力を高める.

Point ④ qSOFA は院内死亡の予測にあることを理解できる.

Point ⑤ qSOFA の 3 項目を説明できる.

はじめに

2016年に敗血症（sepsis）の定義と診断の国際基準がSepsis-3[1]として新しく公表され，『日本版敗血症診療ガイドライン2016』（J-SSCG2016）[2]および『日本版敗血症診療ガイドライン2020』（J-SSCG2020）[3]は，"Surviving Sepsis Campaign Guidelines 2016"（SSCG2016）[4]と同様に，敗血症の定義と診断をSepsis-3に準じて記載した．現在，敗血症はSepsis-3の定義に基づいて，「感染による生命を脅かす臓器機能不全の進行」[1]と定義されている．感染症に随伴する臓器機能不全の管理に着眼し，敗血症という用語を用いるようになった．

敗血症の診断には，quick Sepsis-related Organ Failure Assessment（qSOFA）スコア[5]とSOFAスコア[6]が用いられる．qSOFAはSepsis-3[1]のために開発され，一方でSOFAスコアはきわめて古い歴史的スコアリング法である．このqSOFAは，感染症において臓器機能不全の進行を予測するものであり，感染症の診断ツールではない．このため，感染症を疑うことから始めなければ，qSOFAで敗血症診断の感度や特異度を高めることはできない．

SSCGの改定にあたって，SSCG2021[7]では敗血症の診断におけるqSOFAの位置づけが絶対的なものではなくなった．本稿では，敗血症診断のポイントとして，qSOFAをどのように使用すればよいのかについて解説する．

1. Sepsis-3の定義で注意すること

Sepsis-3では，「感染症を疑う状態や確定された状態において臓器機能不全が進行する病態」[1]として敗血症が定義された．原文に記載されている用語はorgan injury（臓器傷害）やorgan failure（臓器不全）ではなく，organ dysfunction（臓器機能不全）である．原文では，"Sepsis is a syndrome shaped by pathogen factors and host factors with characteristics that evolve over time. What differentiates sepsis from infection is an aberrant or dysregulated host response and the presence of organ dysfunction.（敗血症は，病原因子と宿主因子によって形

表1 qSOFAスコア（文献[3]より引用）

意識変容
呼吸数 ≧ 22 回/分
収縮期血圧 ≦ 100 mmHg

意識，呼吸数，収縮期血圧の3つの基準のうち，2つ以上を満たす場合に臓器機能不全が進行する可能性がある．

表2 SOFAスコア（文献[3]より引用）

スコア	0	1	2	3	4
意識 Glasgow Coma Scale	15	13 ～ 14	10 ～ 12	6 ～ 9	< 6
呼吸 PaO_2/F_IO_2 (mmHg)	≧ 400	< 400	< 300	< 200 および呼吸補助	< 100 および呼吸補助
循環	mBP ≧ 70 mmHg	mBP < 70 mmHg	ドパミン<5 μg/kg/分 あるいはドブタミンの併用	ドパミン5～15 μg/kg/分，あるいはノルアドレナリン ≦ 0.1 μg/kg/分，あるいはアドレナリン ≦ 0.1 μg/kg/分	ドパミン>15 μg/kg/分，あるいはノルアドレナリン > 0.1 μg/kg/分，あるいはアドレナリン > 0.1 μg/kg/分
肝 血漿ビリルビン値 (mg/dL)	< 1.2	1.2 ～ 1.9	2.0 ～ 5.9	6.0 ～ 11.9	≧ 12.0
腎 血漿クレアチニン値 尿量 (mL/ 日)	< 1.2	1.2 ～ 1.9	2.0 ～ 3.4	3.5 ～ 4.9 < 500	≧ 5.0 < 200
凝固 血小板数 (× $10^3/\mu L$)	≧ 150	< 150	< 100	< 50	< 20

成される症候群であり，時系列で変化する特徴がある．敗血症と感染症の違いは，異常または調節不全の宿主反応であり，臓器機能不全の存在である）"[1] という記載である．感染症であれば，罹患者の免疫機能，そして，必要であれば抗微生物薬の投与により改善を期待することになる．そこで，罹患者の免疫機能は1つの重要な着眼点となり，そして，病原微生物の毒性が患者の重症度や緊急度に影響を与える．このような過程で，進行する臓器機能不全を診療のターゲットとすることで，緊急医療である救急医療や集中治療の役割が明確化できる．敗血症という病名は，感染症に起因するさまざまな臓器機能不全をターゲットとする用語として感染症と区分される．

臓器機能不全（organ dysfunction）は，現在，時系列や器質化の観点より臓器障害(organ injury)と臓器不全(organ failure) に用語が分類できる．敗血症においても，臓器障害を器質的な臓器不全に移行させない管理が期待される．

2. Sepsis-3における敗血症の診断

敗血症診断においては，qSOFA（表1）[5]とSOFAスコア（表2）[6]を用いることがSepsis-3[1]で推奨され，筆者らが作成したJ-SSCG2016[2]とJ-SSCG2020[3]でも，これから

の世界標準に合わせる方針とした．外来や病棟などの集中治療室外で感染症を疑う状態では，qSOFAが3項目中2つ以上を満たす場合に敗血症を疑い，敗血症の確定診断としてSOFAスコアを適時にチェックする方針とする．SOFAスコアは，意識，呼吸，循環，肝機能，腎機能，血小板数の6項目で構成され，各0点から4点で重症度が区分される．このSOFAスコアの総合点の2点以上の急上昇において，敗血症の確定診断となる（図1）．

このSOFAスコアの循環の項目などを見ていただくとよい．敗血症性ショックの管理において，このようなカテコラミンの使用は行わない．また，敗血症に合併する肝不全の頻度はまれであり，ビリルビン値で肝機能障害を評価することが正しいとは考えられない．尿量についても，血小板数にしても，敗血症の評価に不適切な基準と考えられる．しかし，このSOFAのポイントは，多臓器機能不全の並行評価として，①現在これしかないこと，②歴史的権力，③傾き指数の導入にある．救急医療で尊重する「緊急性」は，時系列における変化度に着眼するものであり，定点観察での異常の評価は「重症度」にあたる．感染症におけるSOFAの2点以上の急上昇により敗血症の確定診断とすることは，SOFAスコアの悪化の傾きを評価してほしいということである．

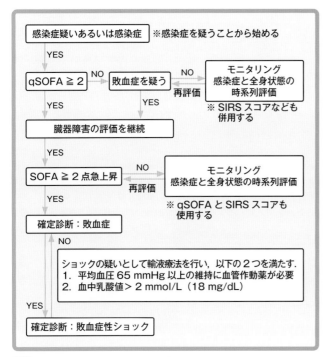

図1 敗血症と敗血症性ショックの診断フロー

J-SSCG2020[3] を基に, SSCG2021[4] の推奨を含めて注釈 (※) を追記している.
感染症が疑われる状態で臓器機能不全が進行するかどうかについて qSOFA[5] を
優先して用いるが, SIRS スコアや体温, 心拍数, SpO2, 酸素投与の必要性も時
系列で評価するとよい.

表3 全身性炎症反応症候群の診断
心拍数 > 90 回/分
呼吸数 > 20 回/分あるいは $PaCO_2 < 32$ mmHg
体温 > 38℃ あるいは < 36℃
白血球数 > 12000/mm^3 あるいは < 4000/mm^3
あるいは幼若球 > 10%

体温, 心拍数, 呼吸数, 白血球数の4つの基準のうち, 2つ以上を満たす場合に,
全身性炎症反応症候群 (systemic inflammatory response syndrome; SIRS) と
診断する. Sepsis-1[8] では, 感染症や感染症が疑われる状態において SIRS である
場合に敗血症と診断し, 臓器障害を併発した場合に重症敗血症として区分した.
Sepsis-1 の重症敗血症と Sepsis-3[1] の敗血症の違いは, Sepsis-1 では感染症が疑
われる状態で全身性炎症のある臓器障害, Sepsis-3 では感染症が疑われる状態で
の臓器障害であり, サイトカインストームとしての全身性炎症の有無である.

敗血症においては, 意識障害, 急性呼吸窮迫症候群 (acute
respiratory distress syndrome; **ARDS**), ショック, 肝機能
異常, 急性腎障害 (acute kidney injury; **AKI**), 播種性血
管内凝固症候群 (disseminated intravascular coagulation;
DIC) の6内容が SOFA スコアでは評価される. これは現在,
集中治療室において最悪値が毎日ルーティンに評価されて
いる. 一方で, 臓器機能不全にはさらに消化管異常, 骨格
筋異常, 耐糖能異常, 脂質異常, 電解質異常などと多角的
であることにより注意した管理となる. 敗血症性ショック
の診断を含めて, 図1のフローを確認されるとよい.

3. 敗血症診断に用いる qSOFA の 開発について

　敗血症診断に用いられる qSOFA[5] は, Sepsis-3[1] の公表
とタイアップして研究された. 2010年1月1日から2012年
12月31日までのペンシルベニア州南西部の12の病院にお
ける約130万件の電子カルテより, 感染が疑われる症例を
ピックアップし, 臓器機能不全の進行と院内死亡を予測す

るスコアリングツールとして qSOFA (表1) が開発された.
qSOFA は, 感染症が疑われる場合に, ①意識変容, ②呼
吸数 ≧ 22回/分, ③収縮期血圧 ≦ 100 mmHg の3つの項目
において2項目以上を満たす場合に院内死亡率が増加する
という内容である. この1次コホートに対して, 2008年1
月1日から2013年12月31日までの165施設約70万6399例
のデータセットで qSOFA の有効性が検証された.

　1次コホートでは, 14万8907例で感染が疑われ, 死亡数
は6347例 (約4.3%) である. 検証コホートでは, 集中治
療室と集中治療室以外が区分されて解析されている. 集
中治療室で感染症が疑われた7932例のうち1289例 (約
16.3%) が死亡しており, 集中治療室における感染管理と
敗血症管理の重要性がわかる. この集中治療室における感
染症患者の院内死亡率の予測性は, 全身性炎症反応症候群
(systemic inflammatory response syndrome; SIRS) の定
義と診断 (Sepsis-1)[8] に用いられる SIRS スコア (表3)
よりも qSOFA が高かったが, SOFA スコアがより高い死
亡予測となった. 一方, 集中治療室ではない一般病棟な
どで感染が疑われる6万6522例の検証コホートの死亡は
1886例 (約2.8%) であり, qSOFA を2項目以上満たす場
合は SOFA と同等に高い死亡予測スコアだった (qSOFA:
AUROC = 0.81 〔95% CI: 0.80-0.82〕, SOFA: AUROC =
0.79 〔95% CI: 0.78-0.80〕). このような背景から, 敗血症
の診断として集中治療室以外ではまず qSOFA を用い, 確
定診断は集中治療室への入室などとして SOFA スコアを
用いる方針となった.

　集中治療室外で感染症を疑う状態では, まず qSOFA の
3項目を評価し, 次に SOFA スコア総合点の2点以上の急
上昇により敗血症の確定診断とするという流れとなった.

J-SSCG2020では，Sepsis-3[1] およびSSCG2016[4] に準じる内容としてqSOFAとSOFAスコアを用いた診断，そして敗血症性ショックの確定診断の方法を踏襲した（図1）．

4. qSOFAの診断感度における留意事項

Sepsis-3[1] の公表後，qSOFA，SIRSスコア，SOFAスコアなどを比較する多くの臨床研究が報告され続けている．私たちの種差，性差，年齢，病歴などを含み，多くの不均一性の解析が必要とされる[9]．また，新しいSIRSスコアリングシステムや，新しいSOFAスコアの開発を日本においても独自に進めることが必要である．

Chest誌に公表されたSIRS基準とqSOFAを比較する2018年までのシステマティックレビュー[10] では，選択基準を満たした22万9480例が解析されている．結果として，敗血症診断の感度はSIRSスコアが有意だった（リスク比1.32〔95% CI：0.40-2.24，p＜0.0001〕）．一方，qSOFAとSIRSスコアを比較する研究のメタ解析では，院内死亡の予測はSIRSスコアではなくqSOFAを支持するものとなった（リスク比0.03〔95% CI：0.01-0.05，p＝0.002〕）．

SIRSスコアはサイトカイン血症の一般的パターンを推測するための所見群であり，院内死亡を予測したものではない．ここを明確に意識するとよい．また，SIRSスコアはサイトカイン血症の病状のいくつかを含む内容に過ぎない．2003年にSepsis-2[11] が公表された経緯は，敗血症のより厳格な診断のためだった．Sepsis-2では，敗血症診断に追加されるバイオマーカーや理学所見などの24項目が提案された（表4）．すでに2003年の時期の敗血症診断において，精神状態の変容，プロカルシトニン値，尿量＜0.5 mL/kg/時，毛細血管の再灌流時間の延長，斑状皮膚所見などがコメントされていた．

5. SSCG2021における敗血症診断の推奨

第15回欧州集中治療医学会学術集会は，2002年9月30

表4 Sepsis-2における敗血症を疑う24の補助所見

全身所見
発熱：核温＞38.3℃
低体温：核温＜36℃
頻脈：心拍数＞90回/分，もしくは＞年齢平均の2 SD
頻呼吸
精神状態の変容
著明な浮腫または体液過剰：24時間で輸液バランス20 mL/kg以上
高血糖：糖尿病の既往のない状態で血糖値＞120 mg/dL

炎症所見
白血球上昇＞12000/μL
白血球低下＜4000/μL
白血球正常で10％を超える幼若白血球
C反応性蛋白＞基準値の2 SD
プロカルシトニン＞基準値の2 SD

循環変動
血圧低下：収縮期血圧＜90 mmHg，平均血圧＜70 mmHg，もしくは成人では正常値より40 mmHgを超える低下，もしくは年齢に対する正常値の2 SD未満
混合静脈血酸素飽和度（SvO_2）＞70％
心係数（CI）＞3.5 L/分/m^2

臓器障害所見
低酸素血症：PaO_2/F_iO_2＜300 mmHg
急性乏尿：尿量＜0.5 mL/kg/時が少なくとも2時間持続
血中クレアチニン値の増加：＞0.5 mg/dL
凝固異常：PT-INR＞1.5，もしくはAPTT＞60秒
イレウス：腸蠕動音の消失
血小板減少：＜10万/μL
高ビリルビン血症：＞4 mg/dL

組織灌流所見
高乳酸血症＞1 mmol/L
毛細血管の再灌流時間の延長，もしくは斑状皮膚所見

Sepsis-2[11] では，敗血症診断の特異度を高めるために24項目の補助所見が提案されている．敗血症診断にこれらを役立てることができる．

日〜10月2日までバルセロナで開催された．この際に提出された「バルセロナ宣言」の内容の一部は，敗血症の死亡率を25％低下させることを目標とし，Surviving Sepsis Campaign（SSC）を開始するというものだった．SSCの行動プランは，surviving sepsis six-point action plan（awareness, diagnosis, treatment, education, counselling, referral）の6つであり，referral（専門医などへの照会）として「世界標準のガイドラインの作成」が盛り込まれ，2004年4月にSSCG2004[12] が，世界で初めての敗血症診療ガイドラインとして誕生した．その後，2008年・2012年・2016年・2021年とSSCGは4回の改訂が行われた．

SSCG2021[4] は，2021年10月に欧州集中治療医学会と米

国集中治療医学会により公表された．SSCG2021は，93項目の評価の設定と推奨となっており，推奨はGRADEシステムを用い，J-SSCG2020の作成と変わらない．医療従事者への推奨度は，①強い推奨：患者のほとんどが，推奨される指針を受け取るべきである，②弱い推奨：患者によってさまざまな選択が可能であり，治療は患者の個々の状況に合わせて選択する，という2つの内容である．敗血症診断におけるqSOFAの位置づけは，93項目の内容の2項目めに記載があり，「敗血症や敗血症性ショックのスクリーニングツールとして，qSOFAを単独で使用せず，SIRSスコア，NEWSやMEWSを合わせて評価する推奨（強い推奨，中等度の質のエビデンス）」[4]と記載されている．院内急変を予測する早期警告スコア（early warning score）として，National Early Warning Score（NEWS）[13]は，呼吸数，SpO_2，酸素投与の有無，体温，収縮期血圧，心拍数，意識状態の7項目を手入力することで院内急変を評価するスコアリングシステムである．また，Modified Early Warning Score（MEWS）は，収縮期血圧，心拍数，呼吸数，体温，意識状態の5つに項目に絞り，電子カルテと連動させたシステムとして自動的に院内急変を予測するものである．いずれにしても，院内Rapid Response System（RRS）に応用されている管理システムであり，敗血症に特化して開発されたものではない．

　以上を含めて，敗血症の診断をどのように考えたらよいのかを，3つの疑似症例を介して解説する．救急外来などで患者が搬送されてきた場合に，まず，感染症を疑うかどうかが重要である．感染症を疑う場合に，呼吸数，SpO_2，酸素投与の必要性，体温，収縮期血圧，心拍数，意識状態に注意する．そのなかで，qSOFAを2項目以上満たす場合には，ARDS，ショック，AKI，DIC，意識障害などの多臓器障害の進行に注意が必要であり，とくに夜間帯ではマンパワー不足などの理由より，集中治療室などへの入院を検討するのがよい．

症例1：78歳女性

〔主訴〕頻尿

〔既往歴〕高血圧，糖尿病

〔現病歴および診療内容〕2日前から1日8回を超える頻尿があり，当日朝より38.4℃の発熱があるために救急搬入された．救急搬入時，意識清明，身長154 cm，体重46 kg，体温37.6℃，脈拍104回／分，血圧124/78 mmHg，呼吸数26回／分．SpO_2 93%（室内気）．深吸気で咳が誘発され，鉄錆様の膿性痰が回収された．腹部 平坦 軟，肝・脾 触知なし．左右の膝部から大腿下部に網状斑を認めた．尿は混濁していた．

〔血液所見〕赤血球278万／μL，Hb 8.6 g/dL，Ht 26%，白血球1万1400／μL，好中球1万600／μL，リンパ球800／μL，C反応性蛋白質12.6 mg/dL（基準0.28以下），血小板13.6万／μL．呼吸器感染症と尿路感染症の疑いとして，喀痰，尿，血液の培養検体が提出され，バイタルサイン安定としてキノロン系抗菌薬が処方され，帰宅とされた．帰宅後の夜間，意識レベル低下，脈拍123回／分，血圧68/42 mmHgのショックバイタルとして救急搬入された．

コメント

　呼吸器感染症と尿路感染症の可能性にも注意が必要となる．この感染症を疑う状態で臓器機能不全の進行の可能性として，qSOFAを評価すると①意識清明，②呼吸数≧22回／分，③収縮期血圧＞100 mmHgより，qSOFAは1項目のみであり，2項目以上を満たしていない．抗菌薬処方で帰宅とされたが，血液から肺炎球菌が検出され，帰宅後にqSOFAを3項目満たすようになった症例である．qSOFAの血圧については，交感神経緊張や高血圧既往の影響により，血圧低下が生じにくかったのかもしれない．膝部に網状皮斑が出現していることにも，組織低灌流としての注意が必要だったかもしれない．救急外来で感染症が疑われる場合，1時点のバイタルサインではなく，時系列でバイタルサインを評価し，呼吸数，SpO_2，酸素投与の必要性，体温，収縮期血圧，心拍数，意識状態などの項目を評価するとよい．肺炎球菌肺炎，胆嚢炎，胆管炎，尿路感染症などは急激に

バイタルサインが悪化する可能性があることに注意が必要である．

症例 2：18 歳男性

〔主訴〕 嘔吐，下痢

〔既往歴〕 特記すべきことはなし．

〔現病歴〕 1 週前に自宅で熱湯により前腕に水疱を伴う熱傷を負った．自宅近くの診療所で軟膏を処方され，自宅で様子をみていたが，本日になり発熱，嘔吐および褐色でやや粘度のある下痢が出現したために救急搬入された．

〔理学所見〕 意識レベル JCS I-2，身長 165 cm，体重 56 kg，体温 39.0℃，脈拍数 112 回/分 整，血圧 80/40 mmHg．呼吸数 24 回/分．SpO₂ 99%（室内気）．眼瞼結膜と眼球結膜に異常を認めない．心音と呼吸音に異常を認めない．腹部 平坦 軟，肝・脾 触知なし．全身に紅斑を認める．熱傷部はびらんとなっている．

〔血液検査〕 赤血球 420 万/μL，Hb 13.2 g/dL，Ht 42%，網赤血球 1.2%，白血球 9300/μL，桿状核好中球 30%，分葉核好中球 45%，好酸球 1%，好塩基球 1%，単球 6%，リンパ球 17 %，血小板 25 万/μL．

〔生化学検査〕 総蛋白 7.5 g/dL，アルブミン 3.9 g/dL，総ビリルビン 0.8 mg/dL，AST 28 U/L，ALT 18 U/L，LD 178 U/L（基準 120 〜 245），ALP 120 U/L（基準 115 〜 359 U/L），γ-GT 9 U/L（基準 8 〜 50 U/L），CK 46 U/L（基準 30 〜 140 U/L），尿素窒素 40 mg/dL，クレアチニン 1.2 mg/dL，Na 131 mEq/L，K 4.2 mEq/L，Cl 97 mEq/L．CRP 4.4 mg/dL．

コメント

本症例は，第114回医師国家試験問題 A-024[15] を一部改変したものである．本設問は，大腸菌，緑膿菌，カンジダ，肺炎球菌，黄色ブドウ球菌の 5 つより原因微生物を推測させる問題である．正解は，外毒素産生性を含めて黄色ブドウ球菌と予測する．一方で，qSOFA を評価すると，①意識変容，②呼吸数 ≧22 回/分，③収縮期血圧 ≦100 mmHg として，すでに qSOFA を 3 項目満たす．しかし，この血圧低下は嘔吐や下痢に伴う塩類消失および循環血液量減少性ショックが関与している可能性があり，適切な輸液療法が期待される．こういう症例において，本当に臓器機能不全が進行するかどうかを評価する必要があり，SOFAスコア総点の変化を評価する（図 1）．本症例で乳酸値が 2 mmol/L（18 mg/dL）を超える上昇があった場合でも，単純に敗血症性ショックと診断するのは悩ましい．

症例 3：38 歳初妊婦（1 妊 0 産）

〔主訴〕 悪寒および腹部緊満

〔現病歴〕 妊娠 30 週．妊娠経過は順調で胎児の発育も問題ないと言われていた．悪寒および腹部緊満に発熱を伴い救急搬入された．

〔既往歴〕 特記すべきことはなし．

〔理学所見〕 意識清明，身長 161 cm，体重 60 kg．体温 38.8℃．脈拍 96 回/分 整，血圧 120/74 mmHg，呼吸数 20 回/分．胎児心拍数陣痛図で頻脈を認めるが，基線細変動は中等度，一過性頻脈を認めるが一過性徐脈は認めなかった．

〔尿所見〕 色調 黄色，比重 1.010，pH 6.0，蛋白（－），糖（－），ケトン体（－），潜血（－），沈渣に赤血球 0 〜 1/HPF，白血球 10 〜 19/HPF．

〔血液所見〕 赤血球 388 万/μL，Hb 12.0 g/dL，Ht 35%，白血球 1 万 3100/μL，桿状核好中球 17%，分葉核好中球 61%，好酸球 2%，好塩基球 0%，単球 10%，リンパ球 10%，血小板 25 万/μL．

〔血液生化学所見〕 総ビリルビン 1.0 mg/dL，AST 32 U/L，ALT 24 U/L，尿素窒素 12 mg/dL，クレアチニン 0.5 mg/dL，血糖 98 mg/dL，Na 136 mEq/L，K 3.8 mEq/L，Cl 100 mEq/L．

〔経過〕 尿培養と血液培養の検体を採取した後に，セフ

> トリアキソンの経静脈投与を開始した．翌日，血液培養が2セットとも陽性になったと連絡を受けた．連絡を受けた時点で体温38.5℃，腹部緊満は持続していた．

コメント

　本症例は第114回医師国家試験問題A-026[15] を一部改変したものである．本設問において，qSOFAを評価すると①意識清明，②呼吸数＜22回／分，③収縮期血圧＞100mmHgより，qSOFAを1項目も満たしていない．バイタルサインは時系列で評価する必要がある．

おわりに

　本稿では，Sepsis-3[1] における敗血症の診断で推奨されたqSOFA[5] の使い方について解説した．救急外来などの患者搬入において感染症が疑われる状態では，qSOFAを必ず評価するとよい．qSOFAは，搬入時と観察時と最終診療時の3ポイントなどでの時系列評価としてカルテに記録を残すようにする．このqSOFAについては，感染症において死亡率を高める要素として今後も注目していくとよい．その一方で，敗血症の診療のはじまりは，感染症を疑うことにある．感染症に随伴する症状に関しての理解を深め，症状からまず感染症を疑うことができるとよい．この感染症管理において，体温の高低はやはり1つの重要な所見である．最後に，感染症と臓器障害を結び付けるスクリーニングツールについては，筆者は本邦から年齢区分を加えた独自の開発も必要と考えている．新SIRSスコアについての開発にもあたりたい．

参考・引用文献

1) Singer M, Deutschman CS, Seymour CW, *et al.*: The Third International Consensus Definitions for Sepsis and Septic Shock (Sepsis-3). *JAMA*, 315: 801-810, 2016.

2) 日本版敗血症診療ガイドライン2016作成特別委員会：日本版敗血症診療ガイドライン2016．日集中医誌，24：S1-S232，2020．

3) 日本版敗血症診療ガイドライン2020作成特別委員会：日本版敗血症診療ガイドライン2020．日集中医誌，28：S1-S411，2021．

4) Rhodes A, Evans LE, Alhazzani W, *et al.*: Surviving Sepsis Campaign: International Guidelines for Management of Sepsis and Septic Shock: 2016. *Intensive Care Med*, 43: 304-377, 2017.

5) Seymour CW, Liu VX, Iwashyna TJ, *et al.*: Assessment of Clinical Criteria for Sepsis: For the Third International Consensus Definitions for Sepsis and Septic Shock (Sepsis-3). *JAMA*, 315: 762-774, 2016.

6) Vincent JL, Moreno R, Takala J, *et al.*: The SOFA (Sepsis-related Organ Failure Assessment) score to describe organ dysfunction/failure. On behalf of the Working Group on Sepsis-Related Problems of the European Society of Intensive Care Medicine. *Intensive Care Med*, 22: 707-710, 1996.

7) Evans L, Rhodes A, Alhazzani W, *et al.*: Surviving sepsis campaign: international guidelines for management of sepsis and septic shock 2021. *Intensive Care Med*, 47: 1181-1247, 2021.

8) American College of Chest Physicians/Society of Critical Care Medicine Consensus Conference: definitions for sepsis and organ failure and guidelines for the use of innovative therapies in sepsis. *Crit Care Med*, 20: 864-874, 1992.

9) 松田直之：敗血症の定義と診断．日外感染症会誌，18：339-345，2022．

10) Serafim R, Gomes JA, Salluh J, *et al.*: A Comparison of the Quick-SOFA and Systemic Inflammatory Response Syndrome Criteria for the Diagnosis of Sepsis and Prediction of Mortality: A Systematic Review and Meta-Analysis. *Chest*, 153: 646-655, 2018.

11) Levy MM, Fink MP, Marshall JC, *et al.*: 2001 SCCM/ESICM/ACCP/ATS/SIS International Sepsis Definitions Conference. *Crit Care Med*, 31: 1250-1256, 2003.

12) Dellinger RP, Carlet JM, Masur H, *et al.*: Surviving Sepsis Campaign guidelines for management of severe sepsis and septic shock. *Crit Care Med*, 32: 858-873, 2004.

13) Smith GB, Prytherch DR, Meredith P, *et al.*: The ability of the National Early Warning Score (NEWS) to discriminate patients at risk of early cardiac arrest, unanticipated intensive care unit admission, and death. *Resuscitation*, 84: 465-470, 2013.

14) Subbe CP, Kruger M, Rutherford P, *et al.*: Validation of a modified Early Warning Score in medical admissions. *QJM*, 94: 521-526, 2001.

15) 厚生労働省：第114回医師国家試験問題および正答について．https://www.mhlw.go.jp/seisakunitsuite/bunya/kenkou_iryou/iryou/topics/tp200421-01.html（2022年11月閲覧）

Profile

松田直之（まつだ なおゆき）
名古屋大学大学院 医学系研究科 救急・集中治療医学分野 教授
1993年 北海道大学 医学部 卒業．1995年 北海道大学 大学院 医学研究科 博士課程 入学，医学博士 取得．北海道大学病院 救急科，京都大学病院 救急科の立ち上げを経て，2010年より現職．救急科指導医・専門医，麻酔科指導医・専門医，集中治療専門医．現在，日本集中治療医学会 理事，日本心臓血管麻酔学会 常任理事．

2

感染源の診断とコントロールのポイント：効果的なドレナージ術は?

飛世知宏 [1]，**大網毅彦** [2]，**中田孝明** [3]
1) 千葉大学大学院 医学研究院 救急集中治療医学 医員
2) 千葉大学大学院 医学研究院 救急集中治療医学 助教
3) 千葉大学大学院 医学研究院 救急集中治療医学 教授

Point **1** すみやかな感染源の検索とそのコントロールの重要性を説明できる.

Point **2** 感染源の診断のための適切な検査・対応とその限界を説明できる.

Point **3** 各感染源のコントロールを行う際のポイントを説明できる.

はじめに

　敗血症に対して，早期に感染症治療を開始することの重要性は広く受け入れられている. 感染症治療において抗菌薬療法が主要な役割を果たす一方で，抗菌薬単独では制御困難な病態も多く，抗菌薬療法に加えて外科的な介入を含めた感染源のコントロールを可及的すみやかに施行することが望ましい. 感染源のコントロールとは，感染源を物理的に除去・修復することを意味し，抗菌薬療法とは相補的な関係にある. 敗血症診療においては，まずすみやかに感染源の検索を行い，迅速に感染源コントロールを実施することが求められる（図1）[1].

　本稿では，『日本版敗血症診療ガイドライン』（J-SSCG2020）[1] の推奨に沿って感染源の診断について説明した後に，感染源のコントロールに関して病態別に解説する. J-SSCG2020で言及されていない病態については，その他の項目として取り上げる.

1. 感染源の診断

　J-SSCG2020では，感染源の検索方法として画像診断を推奨している [1]. 画像検査には，単純X線検査，超音波検査，コンピュータ断層撮影（CT）検査，磁気共鳴画像（MRI）検査があり，検索部位により有用性の高い検査方法は異なる. J-SSCG2020では疾患ごとに想定される検査を示している. 具体的には，問診や身体診察，血液・尿検査により対象臓器や鑑別疾患を絞り込みながら，画像検査の必要性を個別に検討するべきである. 低侵襲である超音波検査や単純X線検査はベッドサイドで迅速に施行できる一方で，病変検出能には限界があるため，診察や血液検査などで感染源が明らかにならない場合にはCT検査を行う.

　重症患者の場合には，検査室への移動中に状態が悪化するリスクがあることも十分に認識する必要がある. 膿瘍や腹部感染症を疑う場合には造影CTが有用であり，病態によっては単純CTで捉えられない病変を検出できる可能性がある. J-SSCG2020では感染源が不明な敗血症患者に対して，可及的すみやかに全身造影CT検査を行うことを弱

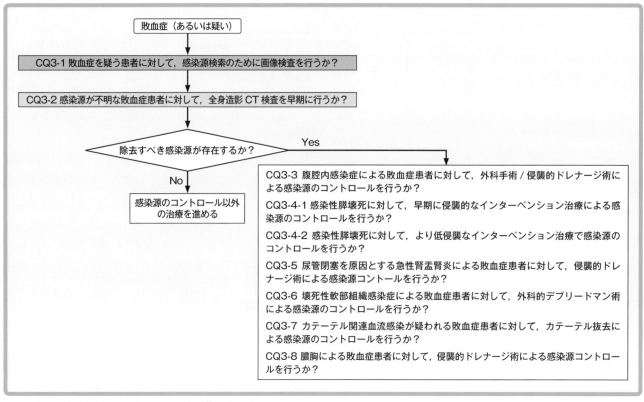

図1 画像診断と感染源のコントロール（文献[1]より引用）

表1 感染源のコントロールが必要な疾患と画像検査（文献[1]より引用）

		主に想定される検査			
		単純X線検査	超音波検査	CT検査	MRI検査
頭頸部	脳膿瘍・髄膜脳炎			○造影	○造影，FLAIR像（脳炎）
	頸部膿瘍（降下性縦隔炎）		○	○造影	
胸部	膿胸	○	○	○造影	
	感染性心内膜炎		○*		
腹部	腸管穿孔・腹膜炎	○	○	○造影	
	胆嚢炎・胆管炎		○	○造影	○（MRI/MRCP）
	閉塞性尿路感染症	○	○	○	
その他	壊死性軟部組織感染症			○造影	

＊ 感染症心内膜炎の診断精度は経胸壁に比べ，経食道心臓超音波検査のほうが優れている．

く推奨している[1]．造影CTの施行により腎障害などのリスクがある一方で，病変の見逃しは感染源の不完全なコントロールにつながり，不良な転帰に直結しうることに留意するべきである．

感染源のコントロールが必要な疾患（表1）[1] において，とくに壊死性軟部組織感染症や感染性心内膜炎は診断に難渋することがある．壊死性軟部組織感染症のなかでも，壊死性筋膜炎は造影CT検査のみで確定診断を下すことはできない．造影CT検査は軟部組織の腫脹や軟部組織内の

液体貯留を検出可能ではあるが，壊死性筋膜炎の確定診断には外科的に皮下組織・筋膜を試験切開して筋膜や筋を直接観察する必要がある．米国感染症学会（Infectious Diseases Society of America；IDSA）のガイドラインにおいて，画像診断のために治療介入が遅れる可能性がある場合には，早期に外科的デブリードマンを行って筋膜組織まで感染が及んでいるかどうかを直接目視で確認することが推奨されている[2]．

感染性心内膜炎は，特徴的な身体所見や血液培養陽性

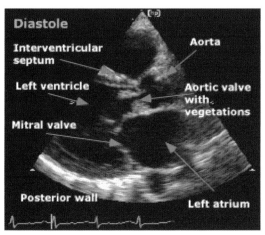

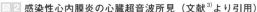

図2 感染性心内膜炎の心臓超音波所見（文献[3]より引用）

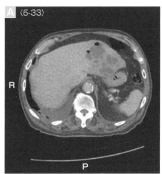

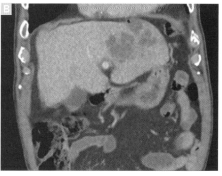

図3 多房性肝膿瘍のCT画像（文献[5]より引用）

所見などから疾患の可能性を疑う．画像診断としては心臓超音波検査（図2）[3]が有用である．経胸壁心臓超音波検査（transthoracic echocardiography；TTE）を用いたvegetation（疣贅）の検出精度は，感度75％（人工弁の症例では50％），特異度90％とされている一方で，経食道心臓超音波検査（transesophageal echocardiography；TEE）は感度96％（人工弁の症例では92％），特異度90％とTTEに比して優れた精度が報告されている[4]．感染性心内膜炎を疑う患者に対して簡便性・侵襲度の低さからTTEを施行するべきではあるが，その検出感度は決して十分ではない．そのため，感染性心内膜炎の診断基準であるDuke criteriaなどで疾患の可能性が強く疑われるもののTTEでは確定診断に至らない場合や，肥満などで超音波画像の描出が不良となる症例などにおいては，TEEの施行を追加する．TEEの施行目的は診断精度を高め，より詳細な弁膜症・弁周囲合併症の評価を行うことである．

　上記のように問診や身体診察，各種検査を用いながら感染源の同定に至った場合には，次に感染源のコントロールが可能かどうかを検討する．

2. 感染源のコントロール

腹腔内感染症

　腹腔内感染症に起因する敗血症は，感染源のコントロールが最も重要な病態の1つである．腹腔内感染症に対して外科手術／侵襲的ドレナージ術を行うべきかに関するラン

ダム化比較試験（randomized controlled trial；RCT）は存在しない．下部消化管穿孔による汎発性腹膜炎などの抗菌薬治療のみでは改善する可能性が非常に乏しい腹腔内感染症では，外科手術または侵襲的ドレナージ術に関連する出血・臓器損傷・生体侵襲による全身状態悪化・感染などのリスクを勘案しても，迅速に感染源をコントロールするメリットのほうが大きいと考えられる．また，感染源のコントロールを可及的早期に行うことが有効であることは明らかであり，結果としてJ-SSCG2020ではエキスパートコンセンサスとして腹腔内感染症による敗血症患者に対して，可及的すみやかに外科手術／侵襲的ドレナージ術（膿瘍ドレナージ，胆道／胆嚢ドレナージを含む）による感染源のコントロールを行うことが弱く推奨されている[1]．

　肝膿瘍（図3）[5]のドレナージには外科的アプローチ，経皮的アプローチ，内視鏡的アプローチなどがあるが，とくに単独の膿瘍では経皮的ドレナージが推奨されている．膿瘍の大きさに応じて，単回穿刺か経皮的ドレナージ（膿瘍径≦5 cm）と経皮的ドレナージ（膿瘍径≧5 cm）が行われる．ただし，単回穿刺を選択した場合には最大で半数の症例で繰り返しの処置が必要になることが報告されている[6,7]．多房性肝膿瘍に対するドレナージの方法は，数・大きさ・アクセスの容易さ・経験などによって異なる．膿瘍の一部を経皮的ドレナージで管理することも可能である．カテーテルでの十分な効果が得られない場合などは外科的ドレナージを選択する．

　急性胆管炎に対する胆管ドレナージの位置付けとして，『急性胆管炎・胆嚢炎診療ガイドライン2018』[8]では，軽症の症例で初期治療に反応しない場合，中等症以上の症例ではできるだけ早期の介入が重要とされている．ドレナージの方法としては，低侵襲な内視鏡的経乳頭的ドレナージ（endoscopic biliary drainage；EBD）がゴールドスタン

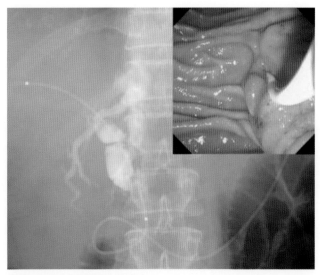

図4 ENBD（文献[8]より引用）

ダードとされている．EBD は内視鏡的経鼻胆管ドレナージ（endoscopic naso-biliary drainage；ENBD）（図4）[8]，内視鏡的胆管ステンティング（endoscopic biliary stenting；EBS）に大別され，患者背景などによりいずれかを選択する．急性胆嚢炎の感染コントロールとして，耐術能があれば発症からの経過時間にかかわらず早期に手術を行うことが提案されている．耐術能がない症例においては，胆嚢ドレナージおよび保存治療を考慮する．

実臨床では

腹部診察で腹膜刺激症状などから腸管穿孔・腹膜炎が疑われる場合は，CT 検査を行う．膿瘍や腸管虚血の有無など詳細な評価が必要な場合は，造影CT 検査が推奨される．また，説明のつかない持続的な発熱や腹痛を認める場合に肝膿瘍の可能性を疑って造影CT（図3）を施行する．

感染性膵壊死

感染源となりうる壊死組織は，早期に治療介入することが一般的であるが，膵壊死に関しては必ずしも早期介入が良好な転帰につながるわけではない．J-SSCG2020 では感染性膵壊死に対して早期に侵襲的なインターベンション治療による感染源のコントロールを行わないことを弱く推奨している[1]．しかし，この推奨は小規模の1件のRCTの結果に基づいており，感染源の物理的なコントロールを行わ

ずに全身状態が悪化する場合は，症例や状況に応じて早期の侵襲的な介入を考慮する必要がある．

感染性膵壊死に対する治療介入の手段として，外科的ドレナージや内視鏡的ドレナージ，経皮的ドレナージ（主に後腹膜経路）などがあり，これらの治療を組み合わせながら段階的に侵襲の強度を強めていく方法（ステップアップアプローチ）の有用性が報告されている[9]．外科的ドレナージと「低侵襲手術」とされる内視鏡的ドレナージや経皮的ドレナージを比較した2つのRCTを含むシステマティックレビューでは，死亡アウトカム，集中治療室（intensive care unit；ICU）および病院滞在日数については両治療群で差を認めなかった．一方で，低侵襲手術は外科的ドレナージに比べて合併症の発生率が低いことが示された[10, 11]．このため，J-SSCG2020 では感染性膵壊死による敗血症患者に対して，より低侵襲な方法により感染源のコントロールを行うことを推奨している[1]．また，『急性膵炎診療ガイドライン2021』では，感染性膵壊死において保存的治療にもかかわらず臓器不全や敗血症が持続するなど臨床的な改善が乏しい場合には，ステップアップアプローチに従ってインターベンション治療を行うことが推奨されている（図5）[9]．一方で，急性膵炎に合併する感染性嚢胞様病変に対する適切なアプローチ法や治療時期などについては，明確なコンセンサスが得られていない．

実臨床では

膵壊死部の感染合併は発症2〜3週以降に起こることが多い．膵炎の急性期を過ぎた後に突然の腹痛や発熱，バイタルサインの変化，白血球数やC-reactive protein（CRP），プロカルシトニンなどの炎症反応上昇を認める場合には，感染性膵壊死の合併を疑って造影CTで画像評価を行う．ドレナージが必要な病変部へのアプローチ方法については，施設ごとに専門科と協議してすすめていく必要がある．

尿管閉塞を原因とする急性腎盂腎炎

J-SSCG2020 では，尿管閉塞を原因とする急性腎盂腎炎による敗血症患者に対して，可及的すみやかに経尿道的尿管

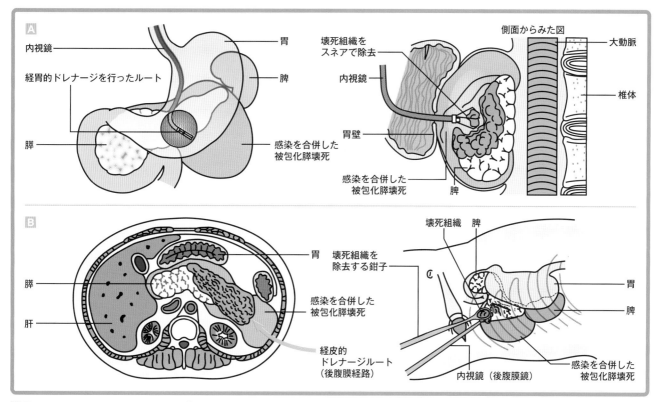

図5 ステップアップアプローチ（文献9)より引用）
A：内視鏡的ステップアップアプローチ
B：外科的ステップアップアプローチ

ステント留置術あるいは経皮的腎瘻造設術による感染源のコントロールを行うことが弱く推奨されている（エキスパートコンセンサス）[1]. 尿管閉塞に起因する急性腎盂腎炎は感染源のコントロールが必要な疾患であり，緊急対応を要する．尿管ステント留置術・腎瘻造設術を用いた減圧術が行われることが多い．なお，『米国泌尿器科学会ガイドライン』では迅速な閉塞解除が強く推奨されている[12]. 尿管閉塞の緊急解除の方法である経皮的腎瘻造設術と経尿道的尿管ステント留置術の治療奏功率に有意な差は認められない[13].

実臨床では

急性複雑性尿路感染症における画像診断は，重症患者，48〜72時間の適切な抗菌療法にもかかわらず臨床症状が持続している患者，または尿路閉塞が疑われる患者で有用とされる．超音波検査は迅速に施行することができる非侵襲的な検査であり，最初に実施すべき検査である．もし閉塞性尿路感染症を疑う所見を認めれば，閉塞の原因を精査するために CT 検査を実施することが推奨されている．膿瘍形成などを疑う場合

は造影CTを施行する．

壊死性軟部組織感染症

J-SSCG2020では壊死性軟部組織感染症による敗血症患者に対して，可及的すみやかに外科的デブリードマンによる感染源のコントロールを行うことを弱く推奨している（エキスパートコンセンサス）[1]. 壊死性軟部組織感染症は数時間単位で病態が進行し，緊急のデブリードマン（図6）[14] が必須である．早期のデブリードマンは生存率を含めた治療成績に影響するため，早期かつ確実なデブリードマンを行わずに抗菌薬治療を単独で行うことや抗菌薬の治療反応性をみることは勧められない[2].

実臨床では

壊死性軟部組織感染症の臨床的特徴として，臨床所見と解離した強い痛み，重症感や意識障害の合併，紅斑の範囲を越えた浮腫や圧痛の存在，創部の握雪感，水疱性病変 皮膚壊死，斑状出血などがある．これら

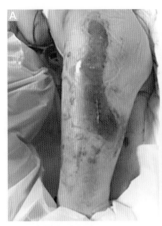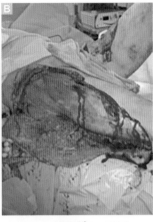

図6 壊死性軟部組織感染症・デブリードマン（文献[14]より引用）

の所見を認める場合には積極的に壊死性軟部組織感染症を疑ってデブリードメントを専門家に依頼するとともに感染の広がりを評価するために画像検査なども必要に応じて行う.

カテーテル関連血流感染症

J-SSCG2020ではカテーテル関連血流感染（catheter-related blood stream infection；CRBSI）が疑われる敗血症患者に対して，可及的すみやかにカテーテル抜去による感染源のコントロールを行うことを弱く推奨している（エキスパートコンセンサス）[1]. CRBSIに関するIDSAのガイドラインによると，敗血症や血流感染を伴わない症例において，新規の発熱のみを理由としたカテーテル抜去はCRBSIの発生率から考えて蓋然性が低いため推奨されていない[15]. しかし，CRBSIが示唆されるか，原因がはっきりしない敗血症の場合にはカテーテル抜去が治療の原則となる.

実臨床では

重症患者に合併する発熱の鑑別疾患として，CRBSIの可能性は常に考慮すべきである. カテーテル刺入部の発赤や膿などの局所所見は目立たないことも多く，CRBSIを否定する根拠になりえない. 診断に際してはその他の感染症を除外することも重要である. 原因菌の頻度としては，コアグラーゼ陰性ブドウ球菌（coagulase negative staphylococci；CNS），黄色ブドウ球菌（*Staphylococcus aureus*），*Enterococcus*属，

*Candida*属が多く，腸内細菌（*Enterobacteriaceae*）や緑膿菌も原因菌になりうる[16].

膿胸

膿胸による敗血症患者に対して，J-SSCG2020では可及的すみやかに開胸ドレナージまたは胸腔ドレナージによる感染源のコントロールを行うことを弱く推奨している（エキスパートコンセンサス）[1]. 膿胸は感染源のコントロールが必要な病態であり，開胸もしくは胸腔ドレナージによる感染源のコントロールが行われる. しかし，ドレナージをどのような方法でいつ行うべきかについて科学的根拠を明示しているガイドラインはない. 侵襲的な処置に伴う害として，出血や肺損傷，創部やドレーンの痛みなどが挙げられる. 現時点ではプロトロンビン時間国際標準比（prothrombin time-international normalized ratio；PT-INR）＜1.5もしくは血小板＞5万程度であれば重篤な出血リスクをきたさない可能性が高い[17,18]. 最近はエコーガイド下のドレナージであれば，PT-INR＜3もしくは血小板＜2.5万の症例においても出血性合併症のリスクは増えないとの報告もある[19,20]. 抗凝固薬・抗血小板薬投与中の症例に関しては十分なデータがなく，施行の可否については最終的には手技実施者の判断に委ねられる. 『米国胸部疾患学会ガイドライン』[21]では，膿胸の患者には胸腔ドレナージを施行し，胸部X線や全身状態を観察することが推奨されている. ドレナージチューブのサイズ選択についてはガイドラインで推奨が異なる.

抗菌薬の投与とドレナージ施行後5～7日以内に臨床所見の改善がみられない（胸水の増量や症状が軽快しないなど），初回ドレナージのみで十分なコントロールが得られない場合には，追加のドレナージやウロキナーゼ投与などの血栓溶解療法，胸腔鏡下手術などが選択肢となる.

実臨床では

膿胸の診療において，造影CT検査は感染源のコントロールの実施や治療経過の評価を行うための指標として有用な検査である. また，膿胸の診断には画像所

表2 胸水の分類・ドレナージの要否（文献[22]より改変）

分類	解剖学的所見		胸水の細菌学的分類		胸水 pH	ドレナージの要否
1	胸水は少量で被包化されていない	かつ	培養および Gram 染色の結果は不明	かつ	不明	不要
2	胸水は少量～中等量で被包化されていない	かつ	培養および Gram 染色が陰性	かつ	≧ 7.2	不要
3	胸水量は大量で被包化されていない．局在化・被包化されている．もしくは胸膜肥厚を伴う液体貯留	または	培養か Gram 染色が陽性	または	< 7.2	必要
4			膿性			必要

表3 感染性心内膜炎の原因微生物とその頻度（文献[26]を参考に作成）

菌種	頻度（%）
Staphylococcus spp.（ブドウ球菌）	36.3
Staphylococcus aureus	26.6
CNS（コアグラーゼ陰性ブドウ球菌）	9.7
Streptococcus spp.（連鎖球菌）	36.2
Oral *streptococci*（口腔内連鎖球菌）	18.7
non-oral *streptococci*（*S. gallolyticus*, *β-streptococci*など）	17.5
Enterococcus spp.（腸球菌）	10.5
Candida spp.（カンジダ）	1.2
その他（複数菌含む）	10.6
同定できず	5.2

見のみではなく，ドレナージ検体の細菌培養，グラム染色，生化学的検査（pHや血糖値）による総合的な診断が有用である（表2）[22]．胸膜感染患者では血液培養以外に細菌を検出しない場合もあることから，血液培養の施行も重要である．膿胸に対する治療として，まず経皮的胸腔ドレナージを行うことが多い．

その他の感染源コントロールが必要な病態

感染性心内膜炎

感染性心内膜炎（infectious endocarditis；IE）に対して感染コントロールを目的とした手術適応はガイドラインにより推奨が異なるが，コントロール不良の局所感染（増大する vegetation, 弁輪膿瘍形成など），原因微生物が真菌・多剤耐性菌の症例，適切な抗菌薬治療にもかかわらず持続する菌血症などが手術適応として挙げられる[23]．感染性心内膜炎の治療経過中に約半数の症例が手術を受けるが[24]，心不全の管理や新規の塞栓症の予防目的以外に感染源コントロールを目的とした手術の割合は40％に達するという報告がある[25]．

実臨床では

心臓超音波検査で vegetation（図6）を検出しない状況においても，血液培養から検出された菌種（表3）[26]や患者背景などの臨床所見を加味してIEとして対応する症例をしばしば経験する．このような場合には，IEに準じた治療期間で抗菌薬を投与する．

おわりに

敗血症診療において，迅速な感染源のコントロールが救命には欠かせない．まず，感染源の検索をすみやかに行い，抗菌薬に加えて物理的な感染源のコントロールが可能かどうかを判断する．一方，感染源のコントロールには侵襲的処置が含まれるため出血などのリスクを伴う．敗血症に合併した凝固障害や呼吸不全・血行動態の不安定性も侵襲的処置のリスクを高めるため，処置によるリスクとベネフィットを十分に勘案し，最適なタイミングで最大限の効果が期待できる手法を選択することが患者の転帰改善につながる．

参考・引用文献

1) 日本版敗血症診療ガイドライン2020特別委員会：日本版敗血症診療ガイドライン2020（J-SSCG2020）．日集中医誌，28（Supplement）：SI-S411，2021.

2) Stevens DL, Bisno AL, Chambers HF, *et al.*: Practice guidelines for the diagnosis and management of skin and soft tissue infections: 2014 update by the Infectious Diseases Society of America. *Clin Infect Dis*, 59: e10-e52, 2014.

3) UpToDate®：Clinical manifestations and evaluation of adults with suspected left-sided native valve endocarditis.

4) American College of Cardiology Foundation Appropriate Use Criteria Task Force, American Society of Echocardiography, American Heart Association, *et al.*: ACCF/ASE/AHA/ASNC/

HFSA/HRS/SCAI/SCCM/SCCT/SCMR 2011 Appropriate Use Criteria for Echocardiography. A Report of the American College of Cardiology Foundation Appropriate Use Criteria Task Force, American Society of Echocardiography, American Heart Association, American Society of Nuclear Cardiology, Heart Failure Society of America, Heart Rhythm Society, Society for Cardiovascular Angiography and Interventions, Society of Critical Care Medicine, Society of Cardiovascular Computed Tomography, Society for Cardiovascular Magnetic Resonance American College of Chest Physicians. *J Am Soc Echocardiogr*, 24: 229-267, 2011.

5) UpToDate®: Pyogenic liver abscess. https://www.uptodate.com/contents/pyogenic-liver-abscess#H14 （2022年10月閲覧）

6) Zerem E, & Hadzic A: Sonographically guided percutaneous catheter drainage versus needle aspiration in the management of pyogenic liver abscess. *AJR Am J Roentgenol*, 189: W138-W142, 2007.

7) Cai YL, Xiong XZ, Lu J, *et al*.: Percutaneous needle aspiration versus catheter drainage in the management of liver abscess: a systematic review and meta-analysis. *HPB (Oxford)*, 17: 195-201, 2015.

8) 急性胆管炎・胆囊炎診療ガイドライン改訂出版委員会: -TG18新基準掲載-急性胆管炎・胆囊炎診療ガイドライン2018. 医学図書出版, 2018.

9) 急性膵炎診療ガイドライン2021改訂出版委員会（編）: 急性膵炎診療ガイドライン2021 第5版. 金原出版, 2021.

10) Hollemans RA, Bakker OJ, Boermeester MA, *et al*.: Superiority of Step-up Approach vs Open Necrosectomy in Long-term Follow-up of Patients With Necrotizing Pancreatitis. *Gastroenterology*, 156: 1016-1026, 2019.

11) van Brunschot S, van Grinsven J, van Santvoort HC, *et al*.: Endoscopic or surgical step-up approach for infected necrotising pancreatitis: a multicentre randomised trial. *Lancet*, 391: 51-58, 2018.

12) Assimos D, Krambeck A, Miller NL, *et al*.: Surgical Management of Stones: American Urological Association / Endourological Society Guideline, PART I. *J Urol*, 196: 1153-1160, 2016.

13) Pearle MS, Pierce HL, Miller GL, *et al*.: Optimal method of urgent decompression of the collecting system for obstruction and infection due to ureteral calculi. *J Urol*, 160: 1260-1264, 1998.

14) UpToDate®: Necrotizing soft tissue infections. https://www.uptodate.com/contents/necrotizing-soft-tissue-infections?search=necrotizing-soft-tissue-&source=search_result&selectedTitle=1~126&usage_type=default&display_rank=1 （2022年10月閲覧）

15) Mermel LA, Allon M, Bouza E, *et al*.: Clinical practice guidelines for the diagnosis and management of intravascular catheter-related infection: 2009 Update by the Infectious Diseases Society of America. *Clin Infect Dis*, 49: 1-45, 2009.

16) Wisplinghoff H, Bischoff T, Tallent SM, Nosocomial bloodstream infections in US hospitals: analysis of 24,179 cases from a prospective nationwide surveillance study. *Clin Infect Dis*, 39: 309-317, 2004.

17) Havelock T, Teoh R, Laws D, *et al*.: Pleural procedures and thoracic ultrasound: British Thoracic Society Pleural Disease Guideline 2010. *Thorax*, ii60-ii76, 2010.

18) Bass J, & White DA: Thoracentesis in patients with hematologic malignancy：yield and safety. *Chest*, 127: 2101-2105, 2005.

19) Schildhouse R, Lai A, Barsuk JH, *et al*.: Safe and Effective Bedside Thoracentesis: A Review of the Evidence for Practicing Clinicians. *J Hosp Med*, 12: 266-276, 2017.

20) Patel MD, & Joshi SD: Abnormal preprocedural international normalized ratio and platelet counts are not associated with increased bleeding complications after ultrasound-guided thoracentesis. *AJR Am J Roentgenol*, 197: W164-168, 2011.

21) Davies HE, Davies RJ, Davies CW, *et al*.: Management of pleural infection in adults: British Thoracic Society Pleural Disease Guideline 2010. *Thorax*, 65: ii41-ii53, 2010.

22) Bennett JE, Dolin R, & Blaser MJ: *Mandell, ouglas, and Bennett's principles and practice of infectious diseases*. 9th ed. Elsevier, 2019.

23) Habib G, Lancellotti P, Antunes MJ, *et al*.: 2015 ESC Guidelines for the management of infective endocarditis: The Task Force for the Management of Infective Endocarditis of the European Society of Cardiology (ESC). Endorsed by: European Association for Cardio-Thoracic Surgery (EACTS), the European Association of Nuclear Medicine (EANM). *Eur Heart J*, 36: 3075-3182, 2015.

24) Tornos P, Iung B, Permanyer-Miralda G, *et al*.: Infective endocarditis in Europe: lessons from the Euro heart survey. *Heart*, 91: 571-575, 2005.

25) Prendergast BD, & Tornos P: Surgery for infective endocarditis: who and when? *Circulation*, 121: 1141-1152, 2010.

26) Selton-Suty C, Célard M, Le Moing V, *et al*.: Preeminence of Staphylococcus aureus in infective endocarditi s：a 1-year population-based survey. *Clin Infect Dis*, 54: 1230-1239, 2012.

Profile

飛世知宏（とびせ ともひろ）
千葉大学大学院 医学研究院 救急集中治療医学 医員
1991年 生まれ, 2016年 富山大学 医学部 卒業, 社会医療法人財団 慈泉会 相澤病院 初期/後期研修医を経て, 2022年より現職.

大網毅彦（おおあみ たけひこ）
千葉大学大学院 医学研究院 救急集中治療医学 助教
1982年 生まれ, 2006年 東京慈恵会医科大学 医学部 卒業, 2008年 千葉大学 大学院医学研究院 救急集中治療医学 入局, 2016年 千葉大学 大学院医学研究院 修了（医学博士）, 2021年より現職.

中田孝明（なかだ たかあき）
千葉大学大学院 医学研究院 救急集中治療医学 教授
1975年 生まれ, 1999年 千葉大学 医学部 卒業, 1999年 千葉大学 大学院医学研究院 救急集中治療医学 入局, 2006年 千葉大学 大学院医学研究院 修了（医学博士）, 2019年より現職.

3

抗菌治療のポイント：適正使用とは？

石井潤貴 [1]，志馬伸朗 [2]

1) 広島大学大学院 医系科学研究科 救急集中治療医学 大学院生
2) 広島大学大学院 医系科学研究科 救急集中治療医学 教授

Point	1	抗菌薬適正使用の4つの目標について学ぶ.
Point	2	抗菌治療の効果を最大化するための要点について学ぶ.
Point	3	抗菌薬による副作用と予防，発生時の対策について学ぶ.
Point	4	耐性菌を増やさないための実践的対策について学ぶ.
Point	5	抗菌治療開始後の効果判定の方法について学ぶ.

はじめに

症例：70歳女性

〔主訴〕歩けない

〔アレルギー〕なし

〔既往歴〕なし

〔内服薬〕なし

〔現病歴〕左背部痛，悪寒戦慄，歩行不能のため救急搬送された.

〔身体所見〕

第一印象：悪い

気道：開通

呼吸：努力呼吸あり，呼吸音左右差・副雑音なし

循環：末梢温，湿潤なし，四肢に網状皮斑あり，capillary refilling time ＞2秒

意識：GCS E3V3M5

バイタルサイン：呼吸数40回/分，心拍数120回/分・整，血圧60/30（40）mmHg，SpO_2 94%（室内気）

体温：39.5℃（腋窩）

左肋骨脊椎角叩打痛あり

〔検査所見〕

尿検査：肉眼的膿尿，WBC 3＋，亜硝酸陽性（2＋）

尿グラム染色：グラム陰性桿菌（gram negative rod；GNR）3＋，白血球あり

動脈血液ガス（室内気）：pH 7.28，$PaCO_2$ 28 Torr，PaO_2 64 Torr，HCO_3^- 18 mEq/L，Lac 10 mmol/L

腹部超音波：左水腎症あり

本症例では感染症を疑わせる所見に加え，qSOFA＝3点，乳酸値上昇があるため，敗血症を疑い感染源として複雑性腎盂腎炎を考慮できる．ここから，抗菌治療をどう具体的に行えばよいだろうか？

敗血症診療における抗菌治療は，盲目的に広域スペクトラムの抗菌薬を投与すればよいわけではない．「抗菌薬適正使用」

表1 よくある不適正な抗菌薬使用（文献1)を参考に筆者作成）

使用例	問題点
「重症例」「後がない例」には全例広域スペクトラム抗菌薬を投与する.	耐性菌による感染症の可能性と重症度は比例しない. 不必要に広域な経験的治療は患者転帰を悪化させる.
感染巣の絞り込みなしに, 「炎症反応が高いから」抗菌薬を投与する.	治療の成否の判断ができず, 治療方針が立たない.
「念の為」に抗菌薬を投与する.	抗菌薬投与のメリットがない. 感染症を疑っているのであれば, 感染巣と原因微生物の同定が必要.
抗菌薬の投与量が不十分である.	治療失敗, 耐性菌リスクが高まる.
初回抗菌薬投与量が最大用量でない.	治療失敗, 耐性菌リスクが高まる.
de-escalation を行わない.	耐性菌リスク, 合併症リスクが高まる.
標的の感染症に対する標準的治療期間が終了しても, 漫然と抗菌薬投与を続ける.	治療の成否の判断を行っていない. 耐性菌リスク, 合併症リスクが高まる.
標的の感染症と原因菌は同定でき標的抗菌薬を使用しているのに, 途中で発熱したからといってすぐ広域抗菌薬へ変更する.	同定した標的感染症は, 最適抗菌薬で必要期間治療する. 他の発熱の原因を考慮していない.

をキーワードに, 敗血症の抗菌薬治療の基本骨格を解説する.

1. 抗菌薬適正使用

抗菌薬適正使用とは感染症診療の原則の一要素である[1]. 漫然とした抗菌薬投与ではなく, 抗菌薬使用の利点を最大化し弊害を最小化するための概念が「抗菌薬適正使用」である.

また, 単に抗菌薬の使用量を減らすことでもなく, 必要なら十分に使用する. 厚生労働省発行の「抗菌薬適正使用の手引き 第二版」では, 適正使用の結果として, 患者に有害事象をもたらすことなく, 抗菌薬の不適正使用（表1）を減少させることを目標としている[2].

したがって,
① 抗菌薬の必要な病態か見きわめる
② 必要なときは効果を最大化するように使う
③ 患者に害を与えない
④ 耐性菌を増やさない

が, 抗菌薬適正使用の目標である[3].

本稿では, これらに沿って解説を行う. なお, ①については, 第2章「感染源の診断とコントロールのポイント」を参照されたい.

2. 抗菌治療の効果を最大化するために考えること

① 経験的抗菌治療：感染臓器と患者背景から原因菌を想定

し, 適切なスペクトラムの抗菌薬を選択する.
② 原因微生物と感染臓器を同定し, 抗菌薬を標的化する.
③ 初回抗菌薬は最大用量を投与する.
④ βラクタム系抗菌薬では持続投与・投与時間の延長を行う.
⑤ Pharmacokinetics/pharmacodynamics（PK/PD）の観点から適切な用法・用量を選択する.
⑥ 臓器障害に応じ用法・用量を調整する.
⑦ 抗菌薬は必要期間投与し終了する.
⑧ 治療効果判定のパラメータを, 感染症ごとに整理し, 適時確認する.
⑨ 治療失敗を疑うとき, 根拠なく抗菌薬を変更しない.

① 経験的抗菌治療

抗菌薬は, 患者背景・感染臓器・原因菌を断定して選択するが, 原因菌の確定には時間を要する. 敗血症患者では抗菌薬投与の遅れと不良転帰が関連するため[4], 臨床医の推定のもと早期に抗菌薬を開始する. これを経験的抗菌治療と呼ぶ.

原因菌同定前でも患者背景と感染臓器は推定可能であり, そこから臨床的なスタンダードによって原因菌を絞り込み（表2）, それに応じて経験的抗菌薬を決定する.

院内感染症では施設ごとに原因菌・耐性度が異なり, アンチバイオグラムを参考にする.

さらに, 耐性菌感染症のリスクを考慮する. 先行抗菌薬曝露, 耐性菌保菌や免疫不全はメチシリン耐性黄色ブドウ球菌（Methicillin-resistant *Staphylococcus aureus*；MRSA）などの耐性菌感染症の危険因子となる[5-7].

表2 敗血症患者の感染臓器から想定される原因菌（文献[1]を参考に筆者作成）

臓器	原因微生物	
	市中感染	院内感染
歯牙・口腔内・頸部感染症	口腔内常在菌（好気性菌，嫌気性菌）の混合感染	―
喉頭蓋炎	*Haemophilus influenzae*, *Staphylococcus aureus*, *Streptococcus pneumoniae*, *Streptococcus* 属, 腸内細菌科，口腔内常在菌	―
肺炎	成人　：*Streptococcus pneumoniae*, *Mycoplasma* 属, *Chlamydophila pneumoniae* 高齢者：*Streptococcus pneumoniae*, *Legionella* 属 誤嚥性：好気性 / 嫌気性 *Streptococcus* 属 慢性閉塞性肺疾患：*Streptococcus pneumoniae*, *Haemophilus influenzae* ※肺炎では結核菌を忘れない	施設に多いグラム陰性桿菌，横隔膜より下の嫌気性菌
心内膜炎	*viridans streptococcus*, *Staphylococcus aureus*	―
腹腔内感染症	グラム陰性桿菌（*Escherichia coli*, *Klebsiella* 属），横隔膜の下の嫌気性菌（*Bacteroides fragilis*）	グラム陰性桿菌（*Escherichia coli*, *Klebsiella* 属），横隔膜の下の嫌気性菌（*Bacteroides fragilis*）※より耐性のグラム陰性桿菌が問題となることが多い
尿路感染症	*Escherichia coli* がほとんど	好気性グラム陰性桿菌
髄膜炎	成人：*Streptococcus pneumoniae*, *Neisseria meningitidis* 高齢者：*Listeria monocytogenes*	頭頸部手術後：グラム陰性桿菌, *Staphylococcus aureus*, *Staphylococcus epidermidis*
皮膚軟部組織感染	*Staphylococcus aureus*, *Streptococcus* 属, *Clostridium* 属	―
骨髄炎，関節炎	*Staphylococcus aureus*, *Streptococcus* 属, *Neisseria gonorrhoeae*	―
経鼻胃管留置中の副鼻腔炎	―	グラム陰性桿菌, *Staphylococcus aureus*, 横隔膜の上下の嫌気性菌
末梢静脈炎	―	*Staphylococcus aureus*, *Staphylococcus epidermidis*, グラム陰性桿菌
カテーテル関連感染症	―	*Staphylococcus aureus*, *Staphylococcus epidermidis*, グラム陰性桿菌 ※ときに *Candida* 属

このように患者背景，感染臓器，原因菌の想定により，おのずと経験的抗菌薬は決まる．

②標的抗菌治療

原因菌同定後，すみやかに標的抗菌薬へ変更する（de-escalation）．標的抗菌薬は，原因菌が感受性を持つ抗菌薬のなかで，より狭域スペクトラムのものを選ぶ．

集中治療領域でde-escalationが行われた割合は16％で，施行群は非施行群と比較し臨床的治癒の相対リスクは1.37（95％信頼区間〔CI〕：1.14 ～ 1.64）であった[8]．

③初回投与量

臓器障害症例も初回投与量は減らさない[9]．初回投与時は十分な血中濃度の獲得が肝要である．

④βラクタム系抗菌薬の持続投与・投与時間延長

『日本版敗血症診療ガイドライン2020』（J-SSCG2020）[10]では弱く推奨されている．2020年のメタ解析では，持続投与・投与時間延長による死亡の相対リスクは0.69（95％ CI：0.47 ～ 1.02），臨床的治癒の相対リスクは0.84（95％ CI：0.73 ～ 0.97）とメリットがあり，副作用の相対リスクは1.01（95％ CI：0.95 ～ 1.06）だった[11]．

⑤適切な用法・用量の選択

βラクタム系は最小発育阻止濃度（minimum inhibitory

表3　抗菌薬治療期間例の比較（文献[1, 16]を参考に筆者作成）

疾患	期間	
	短期間（日）	長期間（日）
市中肺炎	3〜5	7〜10
院内肺炎	≦8	10〜15
腎盂腎炎	5〜7	10〜14
腹腔内感染症	4	10
慢性閉塞性肺疾患の急性増悪	≦5	≧7
急性細菌性副鼻腔炎	5	10
蜂窩織炎	5〜6	10
慢性椎体椎間板炎	42	84

短期間群と長期間群で転帰に差はなかった.

表4　臓器特異的パラメータの例

感染巣	パラメータ
歯牙・口腔内・頸部感染症	局所所見
喉頭蓋炎	局所所見
肺炎	呼吸数，PaO_2/FiO_2比，喀痰グラム染色の菌体の数
心内膜炎	血液培養の陰性化
腹腔内感染症	腹膜刺激徴候（外科的介入により修飾されやすい）
尿路感染症	尿グラム染色の菌体の数，尿中白血球数（カテーテル留置状態では参考とならない）
髄膜炎	意識，頭痛の程度（やや非特異的），髄液グラム染色の菌体の数
皮膚軟部組織感染	局所所見
骨髄炎，関節炎	局所所見，画像所見
末梢静脈炎	局所所見
カテーテル関連感染症	血液培養の陰性化

concentration；MIC）を薬剤血中濃度が超える時間（time above MIC）が長いほど効果を発揮する．一方でキノロン系は最高血中濃度が高いほど効果が高い.

具体的な用法用量は，『サンフォード感染症治療ガイド』[12]などを参照する.

⑥用法・用量調整

腎機能障害例では腎排泄性薬剤の用法・用量調整が必要であるが，この患者群では抗菌薬のPK/PDがさまざまな因子（体液量による分布容積の変動，血中アルブミン濃度，体液の血管外漏出，心拍出量の変動など）[13]に影響を受け，確立された調整方法は存在しない．実臨床では，クレアチニン・クリアランスに応じた教科書的な調整を行うことが多いが信頼性に欠ける．重症MRSA感染症に対するバンコマイシンなど，特定の薬物では個別の投与設計とモニタリングを行う（therapeutic drug monitoring；TDM）[14]．β-ラクタム系のTDMをルーチンに行うべきとする意見もある[15].

⑦治療期間

感染症ごとの標準的期間より短い期間で，同等の効果を得られる報告が増えている（表3）．また，集中治療領域では，血清プロカルシトニン値を指標とした抗菌薬中止プロトコルの有用性が報告されている．2018年のメタ解析では，プロトコルにより，死亡減少への影響はなかったが標準治療期間と比較して抗菌薬使用期間を減少させた[17]．

ただし，特定の原因菌（緑膿菌，黄色ブドウ球菌，レジオネラ菌など）による感染症はこの限りでない[18].

表5　治療失敗を疑ったときに再考すべきこと

項目	具体例
効果判定の方法は妥当か	パラメータの選択（表4参照）
ドレナージ可能な部位がないか	膿瘍，閉塞起点，外科的介入が必要な病態（穿孔性腹膜炎など）
感染症治癒の自然経過を失敗と誤認していないか	急性腎盂腎炎や溶連菌感染症は治療成功しても2〜3日は発熱が続く 肺炎の胸部X線所見は改善が遅れる
抗菌薬は適正使用されているか	投与量，投与間隔，投与経路，スペクトラム
診断の間違いと併存疾患	非感染症（深部静脈血栓症，肺塞栓症，ARDS，脳出血など）を感染症と誤認／併存していないか 経過中に新規疾患（C.difficile感染症，真菌感染症など）を発症していないか
抗菌薬のスペクトラムは問題ないか	原因菌の感受性はチェックする

ARDS：acute respiratory distress syndrome

⑧評価パラメータ

効果判定には感染臓器に特異的なパラメータを用いる（表4）．体温，白血球数，C-reactive protein（CRP）などの非特異的指標のみで判定しない.

重症患者では特異的パラメータも他の要素に修飾される（例：肺炎における心原性肺水腫の併存）ことがある．問題点を日々整理し，パラメータが変動する要因を適時把握する.

⑨「治療失敗」を疑ったときに

治療失敗を疑ったときに考慮すべきことを表5にまとめ

表6　J-SSCG2020 の広域抗菌薬選択についての推奨と要約（文献[10]を参考に筆者作成）

CQ	Answer	要約
CQ4-2：経験的抗菌薬にカルバペネム系抗菌薬を含めるのはどのような場合か？	ESBL 産生菌，あるいはカルバペネムのみに感受性を持つ耐性緑膿菌，耐性アシネトバクターなど，カルバペネム系薬剤が特に有効と考えられる微生物が原因として想定される場合※である．	敗血症患者に対してカルバペネムを日常的に使用することの優位性は示されていない．カルバペネムの適正使用の観点から，※の状況でのみカルバペネムを使用するとする保守的戦略を支持する．想定する耐性菌の頻度や耐性度は施設等ごとで異なり，臨床現場における解析が必要．
CQ4-3：1）MRSA についてどのような場合に，MRSA に対する経験的微生物薬を選択するか？	感染巣，患者背景および検査結果などから，MRSA が原因として想定される場合である．	感染巣・症状・所見とリスク患者背景を参考に想定する（表7参照）．

※ 最も主要な危険因子：①抗菌薬の投与歴，②耐性菌の保菌／定着

表7　成人における MRSA の感染巣とリスクとなる患者背景（文献[10]を参考に筆者作成）

感染巣と症状・所見	リスク患者背景
皮膚軟部組織感染症	90 日以内の抗菌薬治療歴
骨髄炎	MRSA の保菌
関節炎	背景疾患
手術部位感染症	血液透析，腹膜透析
インフルエンザウイルス感染症後の市中肺炎	糖尿病，心疾患，脳卒中
院内肺炎／人工呼吸器関連肺炎	担癌患者
菌血症	SLE，関節リウマチ
カテーテル関連血流感染症	HIV 感染症，固形臓器移植後
感染性心内膜炎	アルコール依存症
トキシックショック症候群	

ARDS：acute respiratory distress syndrome

る．ドレナージはとくに重要である．

組織的なアプローチも必須である．米国のガイドラインでは，抗菌薬事前許可制，TDM などの推奨がなされており[19]，感染症専門医を含む抗菌薬適正使用チームの介入が薦められる．J-SSCG2020 では，敗血症の原因が不明の場合，高度薬剤耐性菌の関与が疑われる場合，新興・再興あるいは輸入感染症を疑う場合，黄色ブドウ球菌菌血症およびカンジダ血症と判明した場合などに感染症専門家に相談することが情報提示されている．

3. 抗菌治療の弊害

抗菌治療の弊害をメリットが上回るかを検討する．

腎毒性

詳細は8章「急性腎障害と血液浄化のポイント」を参照されたい．2022年のレビューには，とくに急性尿細管障害をきたす抗菌薬（アミノグリコシド系，バンコマイシン±ピペラシリン・タゾバクタム，コリスチン）使用時の腎障害予防戦略が紹介されている[20]．抗菌薬関連急性腎障害の併発が不良予後に関連する報告がある[21]．

Clostridioides difficile（CD）感染症

CD 感染症は胃腸炎関連死亡や医療費増大などの不良転帰と関連する[22]．キノロン系，クリンダマイシン，広域スペクトラムペニシリン，セファロスポリン，カルバペネムの使用はCD 感染症の可能性を高める[23]．

真菌感染症

深在性真菌症は患者重症度，血管内デバイス，広域スペクトラム抗菌薬使用が危険因子となる[24]．死亡率，入院期間，コストの上昇と関連する[25]．

4. 耐性菌を増やさないために

不十分・不必要な抗菌薬曝露を減らすことが，将来の耐性菌発生のリスク減少につながる[26]．本邦では2016年4月に「薬剤耐性（AMR）対策アクションプラン」が策定された[26]．

加えて，広域スペクトラム抗菌薬を選択すべき場面（表6，表7）を知れば，本当に必要な耐性菌感染症以外での使用削減に寄与できる．

5. 抗菌薬適正使用の実際

冒頭の症例で，抗菌薬適正使用の実際を示す．

症例（つづき）

〔検査所見〕血液検査：白血球1万2千/μL, 血小板4.5万/μL, 総ビリルビン1.5 mg/dL, BUN 38 mg/dL, Cre 1.3 mg/dL, Na 131 mEq/L, K 4.5 mEq/L, Cl 98 mEq/L, CRP 5.5mg/dL

単純CT：左尿管結石と水腎症あり

〔臨床経過〕

〈ICU入室まで〉

左結石性腎盂腎炎による敗血症を疑い, 血液培養2セット, 尿培養を採取した. 等張晶質液の急速投与とノルアドレナリン持続静注（0.1μg/kg/分）で, 平均血圧65 mmHgを達成した. 原因菌として, 尿グラム染色所見からGNR, とくに大腸菌を想定した. 市中発症で, かつ90日以内の抗菌薬曝露歴, 特記すべき併存疾患, 過去の耐性菌定着がないため, 耐性菌リスクは低いと判断し, 『サンフォード感染症治療ガイド』[12]を参考にセフトリアキソン1 gの24時間ごと静注で経験的治療を開始した.

血行動態不安定のためICUへ入室後, フォローアップの動脈血液ガスでは乳酸値が7.5 mmol/Lであり, 敗血症性ショックと診断した. 泌尿器科と対診し, 左腎盂double-J stent留置でドレナージを達成した.

〈ICU入室後経過〉

ドレナージ後24時間でノルアドレナリンは漸減終了した. 血液培養2セットからGNRが検出された.

入院後48時間は39℃台の発熱があったが, フォローアップの尿グラム染色でGNRの菌体数が減少し, 血行動態が改善したため治療は奏功と判断した.

入院72時間後には尿・血液培養から感受性良好の大腸菌が同定され, 抗菌薬をセファゾリンへde-escalation, 投与期間は合計7日間とした. eGFRは60 mL/分/1.73m² となり, 2 gを8時間ごとに投与した.

入院72時間後にICUを退室し, リハビリテーションを継続した. 第7病日にセファゾリンを終了し, 第9病日に自宅退院した.

おわりに

抗菌薬適正使用をキーワードに, 敗血症における抗菌薬治療のポイントを概説した.

参考・引用文献

1) 重要 青木 眞：レジデントのための感染症診療マニュアル 第4版. 医学書院, pp1-37, 2020.

2) 厚生労働省健康局結核感染症課：抗微生物薬適正使用の手引き 第二版. https://www.mhlw.go.jp/content/10900000/000573655.pdf（2022年11月閲覧）

3) AMR臨床リファレンスセンター：抗菌薬の適正使用について. https://amr.ncgm.go.jp/medics/2-5-1html（2022年10月閲覧）

4) Seymour CW, Gesten F, Prescott HC, et al.: Time to Treatment and Mortality during Mandated Emergency Care for Sepsis. N Engl J Med, 376: 2235-2244, 2017.

5) Kalil AC, Metersky ML, Klompas M, et al.: Management of Adults With Hospital-acquired and Ventilator-associated Pneumonia: 2016 Clinical Practice Guidelines by the Infectious Diseases Society of America and the American Thoracic Society. Clin Infect Dis, 63: e61-e111, 2016.

6) Kengkla K, Charoensuk N, Chaichana M, et al.: Clinical risk scoring system for predicting extended-spectrum beta-lactamase-producing Escherichia coli infection in hospitalized patients. J Hosp Infect, 93: 49-56, 2016.

7) Johnson SW, Anderson DJ, May DB, et al.: Utility of a clinical risk factor scoring model in predicting infection with extended-spectrum beta-lactamase-producing enterobacteriaceae on hospital admission. Infect Control Hosp Epidemiol, 34: 385-392, 2013.

8) De Bus L, Depuydt P, Steen J, et al.: Antimicrobial de-escalation in the critically ill patient and assessment of clinical cure: the DIANA study. Intensive Care Med, 46: 1404-1417, 2020.

9) Timsit JF, Soubirou JF, Voiriot G, et al.: Treatment of bloodstream infections in ICUs. BMC Infect Dis, 14: 489, 2014.

10) 重要 Egi M, Ogura H, Yatabe T, et al.: The Japanese Clinical Practice Guidelines for Management of Sepsis and Septic Shock 2020 (J-SSCG 2020). J Intensive Care, 9: 53, 2021.

11) Kondo Y, Ota K, Imura H, et al.: Prolonged versus intermittent beta-lactam antibiotics intravenous infusion strategy in sepsis or septic shock patients: a systematic review with meta-analysis and trial sequential analysis of randomized trials. J Intensive Care, 8: 77, 2020.

12) 菊池 賢・橋本正良（日本語版監修）, Gilbert DN, Chambers HF, Saag MSほか（編）：日本語版サンフォード感染症治療ガイド 2022（第52版）. ライフサイエンス出版, 2022.

13) Veiga RP, & Paiva JA: Pharmacokinetics-pharmacodynamics issues relevant for the clinical use of beta-lactam antibiotics in critically ill patients. *Crit Care*, 22: 233, 2018.

14) Rybak MJ, Le J, Lodise TP, *et al.*: Therapeutic monitoring of vancomycin for serious methicillin-resistant Staphylococcus aureus infections: A revised consensus guideline and review by the American Society of Health-System Pharmacists, the Infectious Diseases Society of America, the Pediatric Infectious Diseases Society, and the Society of Infectious Diseases Pharmacists. *Am J Health Syst Pharm*, 77: 835-864, 2020.

15) Casu GS, Hites M, Jacobs F, *et al.*: Can changes in renal function predict variations in beta-lactam concentrations in septic patients? *Int J Antimicrob Agents*, 42: 422-428, 2013.

16) Spellberg B: The New Antibiotic Mantra - "Shorter Is Better". *JAMA Intern Med*, 176: 1254-1255, 2016.

17) Pepper DJ, Sun J, Rhee C, *et al.*: Procalcitonin-Guided Antibiotic Discontinuation and Mortality in Critically Ill Adults: A Systematic Review and Meta-analysis. *Chest*, 155: 1109-1118, 2019.

18) Bougle A, Tuffet S, Federici L, *et al.*: Comparison of 8 versus 15 days of antibiotic therapy for Pseudomonas aeruginosa ventilator-associated pneumonia in adults: a randomized, controlled, open-label trial. *Intensive Care Med*, 48: 841-849, 2022.

19) Barlam TF, Cosgrove SE, Abbo LM, *et al.*: Implementing an Antibiotic Stewardship Program: Guidelines by the Infectious Diseases Society of America and the Society for Healthcare Epidemiology of America. *Clin Infect Dis*, 62: e51-e77, 2016.

20) Perazzella MA, & Rosner MH: Drug-Induced Acute Kidney Injury. *Clin J Am Soc Nephrol*, 17: 1220-1233, 2022.

21) Rigatto MH, Behle TF, Falci DR, *et al.*: Risk factors for acute kidney injury (AKI) in patients treated with polymyxin B and influence of AKI on mortality: a multicentre prospective cohort study. *J Antimicrob Chemother*, 70: 1552-1557, 2015.

22) Lessa FC, Mu Y, Bamberg WM, *et al.*: Burden of Clostridium difficile infection in the United States. *N Engl J Med*, 372: 825-834, 2015.

23) McDonald LC, Gerding DN, Johnson S, *et al.*: Clinical Practice Guidelines for Clostridium difficile Infection in Adults and Children: 2017 Update by the Infectious Diseases Society of America (IDSA) and Society for Healthcare Epidemiology of America (SHEA). *Clin Infect Dis*, 66: 987-994, 2018.

24) Fraser VJ, Jones M, Dunkel J, *et al.*: Candidemia in a tertiary care hospital: epidemiology, risk factors, and predictors of mortality. *Clin Infect Dis*, 15: 414-421, 1992.

25) Antinori S, Milazzo L, Sollima S, *et al.*: Candidemia and invasive candidiasis in adults: A narrative review. *Eur J Intern Med*, 34: 21-28, 2016.

26) 国際的に脅威となる感染症対策関係閣僚会議：薬剤耐性（AMR）対策アクションプラン 2016-2020. https://www.mhlw.go.jp/file/06-Seisakujouhou-10900000-Kenkoukyoku/0000120769.pdf（2022年11月閲覧）

Profile

石井潤貴（いしい じゅんき）
広島大学大学院 医系科学研究科 救急集中治療医学 大学院生
2014年 広島大学 卒業．2016年 株式会社麻生 飯塚病院で初期研修修了．2017年 同 総合診療科 後期研修修了後，広島大学病院 救急集中治療科 医科診療医 を経て現職．

Profile

志馬伸朗（しめ のぶあき）
広島大学大学院 医系科学研究科 救急集中治療医学 教授
1988年 徳島大学 卒業．京都府立医科大学，カリフォルニア大学 サンフランシスコ校，NHO京都医療センター などを経て，2015年より現職．

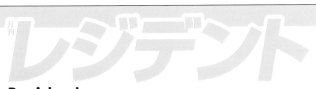

4

初期循環管理の
ポイント：
ショックを
迅速離脱

廣瀬智也
大阪大学医学部附属病院 高度救命救急センター 助教

Point ① J-SSCG2020，SSCG2021 とはなにかを理解できる．

Point ② 初期循環管理の診療フローが理解できる．

Point ③ 輸液，アルブミン投与を行うことができる．

Point ④ 循環作動薬，ステロイド投与を行うことができる．

はじめに

　敗血症性ショックは，末梢血管拡張に伴う血液分布異常性ショックだけではなく，循環血液量減少（循環血液量減少性ショック）や心機能低下によるショック（心原性ショック）も合併する複雑な病態を形成し，迅速な対応が求められる．

　今回は『日本版敗血症診療ガイドライン（J-SSCG）2020』[1]の循環管理に関わる「CQ6：初期蘇生・循環作動薬」「CQ7：ステロイド療法」について説明し，さらに2021年に発表された "Surviving Sepsis Campaign Guidelines（SSCG）2021"[2]と比較してお互いの共通点と相違点を整理する．その結果，読者が敗血症の循環管理を理解し，ショックに迅速に対応できることを目標とする．

1. 初期蘇生・循環作動薬とJ-SSCG2020[1]CQ6（表1）

　初期蘇生・循環作動薬の診療フローを図1に示す．まず，急性期の臓器灌流を保つために初期蘇生は重要な役割を担う．その指標としては乳酸値を用いることが弱く推奨されている（CQ6-4：GRADE 2C：エビデンスの確実性「低」）．「J-SSCG2022バンドル」[3]の初期治療バンドルに「乳酸値測定を繰り返し行う」という項目が設定されており，まずは乳酸値を測定するようにしよう．

　次に輸液であるが，従来の敗血症性ショックに対する初期治療戦略は，相対的な循環血液量減少に対する急速大量輸液が推奨されてきた．しかし，心肺機能低下症例に対する急速輸液負荷は病態を悪化させる可能性がある．そのため，治療開始と同時に心エコーによる心機能・血行動態評価を行うことが弱く推奨された（CQ6-1：GRADE 2D：エビデンスの確実性「非常に低」）．輸液を行うときに心エコーをあててみよう．MIMIC-Ⅲデータベースのプロペンシティスコアを用いた解析の報告[4]では，エコーを用いたほうが用いない場合に比べて，28日死亡率が低く（33.2%〔428/1289〕vs 37.7 %〔486/1289〕，p = 0.019），inotropesの使用が多かった（17.8%〔229/1289〕vs 7.1 %〔92/1289〕，

表1 J-SSCG2020におけるCQ6：初期蘇生・循環作動薬（文献[1,2]を参考に筆者作成）

CQ6-1	敗血症患者に対して心エコーを行うか？
CQ6-2	成人敗血症患者の初期蘇生にEGDTを用いるか？
CQ6-3	成人敗血症患者に対して初期蘇生輸液と同時または早期（3時間以内）に血管収縮薬を使用するか？
CQ6-4	成人敗血症患者の初期蘇生の指標として乳酸値を用いるか？
CQ6-5	成人敗血症患者の初期輸液の輸液速度や輸液量は？
CQ6-6	成人敗血症患者の輸液反応性をどのように評価するか？
CQ6-7	成人敗血症患者の初期輸液にアルブミン製剤を投与するか？
CQ6-8	成人敗血症患者の初期輸液に人工膠質液を投与するか？
CQ6-9-1・2	成人敗血症患者に対する血管収縮薬の第一選択薬としてノルアドレナリン，ドパミン，フェニレフリンのどれを使用するか？
CQ6-10-2	成人敗血症患者に対する血管収縮薬の第二選択薬としてバソプレシンを使用するか？
CQ6-11	心原性ショックを伴う成人敗血症に対して強心薬を使用するか？
CQ6-12	成人敗血症患者に対してβ遮断薬を使用するか？
CQ6-13	成人敗血症性ショックに対する補助循環の適応は？

※赤字はSSCG2021にない項目

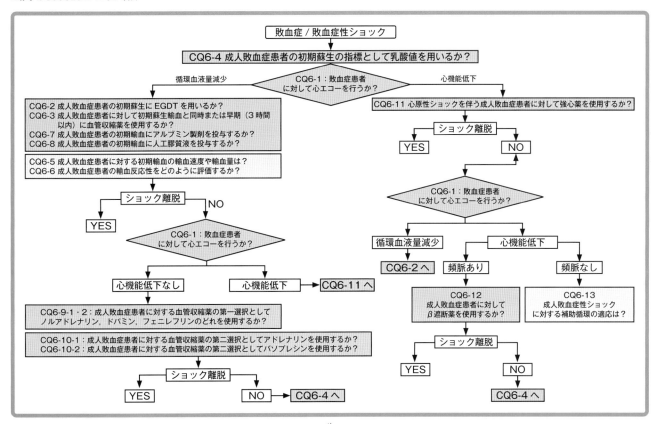

図1 J-SSCG2020における初期蘇生・循環作動薬の診療フロー（文献[1]より引用）

p＝0.019）．循環血液量減少，心機能低下の有無を評価したうえで，それぞれの左右のフローに進む（図1）．

　循環血液量が減少していると判断された場合は輸液負荷を行う．初期輸液の輸液速度や輸液量はどうしたらいいであろうか？初期輸液の指標としてRiversらが提唱したEDGT（early goal-directed therapy）が有名である[5]．しかし，

J-SSCG2020では行わないことが弱く推奨された（CQ6-1：GRADE 2C：エビデンスの確実性「低」）．EGDTの有用性に関してProCESS，ARISE，ProMISeという3つの大規模RCT（randomized controlled trial）があるが，いずれも否定されている[6-8]．しかし，この3つのRCTのメタ解析ではランダム化される前にEGDT群と通常治療

群ともにすでに多くの輸液がされていることがわかった（ProCESS 2.1 ～ 2.3 L, ARISE 2.5 ～ 2.6 L, ProMISe 1.9 ～ 2.0 L）[9]. EGDTの初期大量輸液の概念がすでに広まっており，このためにこれらのRCTでは有用性が示されなかったと考えられる．EGDTに従う必要はないが，EGDTの概念は大事であることは知っておこう．

では，初期輸液の輸液速度や輸液量はどうすればいいのだろうか？ J-SSCG2020では「血管内容量減少のある敗血症患者の初期輸液は，循環血液量を適正化することを目標とし，晶質液30 mL/kg以上を3時間以内に投与することが必要との意見がある」[1]（CQ6-5：BQに対する情報提示）とされている．敗血症性ショックを対象としたシステマティックレビューでは，敗血症発症から3時間以内に限定すると大量輸液を行ったほう（2085 mL vs 1600 mL，p = 0.007）が院内死亡率の改善（OR = 0.34〔95% CI：0.25 ～ 0.75，p = 0.008〕）につながることを示唆したが，過剰な輸液バランスは死亡リスクを70%増加（peeled RR = 1.70，CI：1.20 ～ 2.41，p = 0.03）させると報告している[10]. 重要なことは，初期輸液の最中はバイタルサインを注意深く観察し，乳酸クリアランスや心エコーなどを用いて組織酸素代謝や血行動態評価を行いながら過剰な輸液負荷を避けることである．輸液負荷を行う際には輸液反応性を評価することが重要である．しかし，輸液反応性をみるにはこれをみておけば大丈夫というパラメーターは存在しない．J-SSCG2020でも輸液反応性とは輸液を行うことで一回拍出量（stroke volume；SV）の有意な増加が見込まれることであり，静的指標や動的指標など複数の指標を必要に応じて組み合わせて評価するという意見がある．静的指標とはある一点における生体情報で中心静脈圧（central venous pressure；CVP）や肺動脈楔入圧（pulmonary capillary wedge pressure；PCWP）などがあり，動的指標には受動的下肢挙上法（passive leg raising；PLR）や輸液チャレンジによる心拍出量の変化，人工呼吸器によって引き起こされる前負荷の呼吸性変動を用いた脈圧変動（pulse pressure variation；PPV），一回拍出量変動（stroke volume variation；SVV）などがある．[1]（CQ6-6：BQに対する情

報提示）とされている．結局のところ，ワンパラメーターに引っ張られることなく，それぞれパラメーターの特徴を理解し，その患者にとって適切なモニタリングを選択したうえで，必要に応じて複数のモニタリングを使用して総合的に判断していくことが重要である．

輸液には晶質液を用いるが，初期蘇生輸液の開始時に敗血症患者に対し標準治療としてアルブミン製剤の投与を行わないことが弱く推奨されている（CQ6-7：GRADE 2C：エビデンスの確実性「低」）. 2004年にICU患者における輸液蘇生に4%アルブミンを投与した群と0.9%生理食塩水を投与した群を比較したSAFE studyでは，28日死亡率に有意な差を認めなかった（RR = 0.99〔95% CI 0.91 ～ 1.09，p = 0.87〕）が，重症敗血症におけるサブグループ解析において有意ではないもののアルブミン群で死亡率が低い傾向が認められた（RR0.87〔95% CI：0.74 ～ 1.02，p = 0.09〕）[11]. また，2011年に同試験における重症敗血症患者のみを対象に背景因子を調整して再度解析が行われた結果，アルブミン投与は28日死亡のリスクに対する調整オッズ比が0.71（95% CI：0.52 ～ 0.97，p = 0.03）となり，有意に死亡リスクを低下させた[12]. J-SSCG2020では，大量の晶質液を必要とする場合には，アルブミン製剤の投与を考慮してもよいとなっている（CQ6-7：エキスパートコンセンサス：エビデンス不十分）. また，初期輸液に人工膠質液の投与を行わないことが弱く推奨されている（CQ6-8：GRADE 2D：エビデンスの確実性「非常に低」）. 急性腎障害に伴う透析使用（4RCT：1000人あたり16人多い）と重篤な出血（2RCT：1000人あたり42人多い）のアウトカムから害が益を上回ると判断された．

さて，初期蘇生輸液を開始することになるが，循環動態の維持が困難な敗血症/敗血症性ショック患者に対しては，血管収縮薬の使用を検討しよう．J-SSCG2020では初期蘇生輸液と同時または早期（3時間以内）に血管収縮薬を投与することを弱く推奨している（CQ6-3：GRADE 2C：エビデンスの確実性「低」）. Liらはシステマティックレビュー・メタ解析論文で，早期にノルエピネフリンを投与した群で短期死亡が有意に減ったと報告している（OR = 0.45〔95% CI，0.34 ～ 0.61〕）[13].

血管収縮薬の選択としては，第一選択として，ノルアドレナリンとドパミンのうち，ノルアドレナリンを投与することを弱く推奨する（CQ6-9-1：GRADE 2D：エビデンスの確実性「非常に低」），ノルアドレナリンとフェニレフリンのうち，ノルアドレナリンを投与することを弱く推奨する（CQ6-9-2：GRADE 2D：エビデンスの確実性「非常に低」）となっており，血管収縮薬の第一選択としてノルアドレナリンは不動の地位を築いたといえるだろう．ノルアドレナリンはドパミンより血管収縮作用が強く，ドパミンと比べて頻脈や不整脈が起こりにくいといわれている[14]．第二選択として，アドレナリンを使用しないことを弱く推奨する（CQ6-10-1：GRADE 2D：エビデンスの確実性「非常に低」），バソプレシンを使用することを弱く推奨する（CQ6-10-2：GRADE 2D：エビデンスの確実性「非常に低」）となっている．ただし，アドレナリンは血管収縮薬としての効果を検証したものであり，強心薬としての効果を検証していないこと，バソプレシンが保険適用外であることは知っておく必要がある．

次に，心機能が低下している場合のもう一方のフローを見てみよう．敗血症性ショックではsepsis-induced myocardial dysfunction（SIMD）といって，心機能障害が約40％の患者に合併し，重症化との関連が示唆されている[15, 16]．心機能低下を呈する敗血症性ショックの成人患者に対して，強心薬（アドレナリン，ドブタミン）の投与を弱く推奨する（CQ6-11：エキスパートコンセンサス：エビデンス不十分）となっている．エキスパートコンセンサスとなっているのは，システマティックレビューではPICOに該当するRCTが認められなかったためである．

また，敗血症／敗血症性ショックの患者で，初期蘇生輸液などの標準治療でコントロールできない頻拍（頻脈）の管理目的に短時間作用型β_1アドレナリン受容体遮断薬をモニター監視下で投与することを弱く推奨する（CQ6-12：GRADE 2D：エビデンスの確実性「非常に低」）とされている．ここで注意が必要なのは，採用されたRCTが2本

とも海外でエスモロールを使用した研究であることであり，我が国で行われたJ-Land 3S study[17]は含まれていない．この研究では，敗血症または敗血症性ショックにおける頻脈性不整脈に対して，従来治療にランジオロールを加えた治療が従来治療に比べ24時間後の心拍数60～94 bpm達成率を有意に高め，168時間までの新規不整脈発生率を有意に低下させたと報告した．しかし，ランジオロールに関連した重篤な有害事象は，血圧低下が3例，心停止，心拍数低下，および駆出率低下が各1例ずつ報告されており，使用には注意を要する．J-SSCG2020では短時間作用型β_1アドレナリン受容体遮断薬の投与は循環動態の変動をきたす恐れがあるため，集中治療室で循環管理に熟練した医師の下で投与することが望ましい（エキスパートコンセンサス）とコメントされている．

最後に，補助循環については敗血症性ショックにおける心機能不全に対して，静脈-動脈膜型人工肺（venous-artery extracorporeal membrane oxygenation：V-A ECMO）や大動脈内バルーンパンピング（intra-aortic balloon pumping：IABP）などの補助循環の効果に関するエビデンスは十分ではなく，適応は検討段階であるとされており，現状では個々の症例ごとに検討するしかない．

2. ステロイドとJ-SSCG2020 CQ7 （表2）[1]

敗血症などの重症病態下ではコルチゾールの分泌不全（相対的副腎不全）に加えて，糖質コルチコイド受容体の減少や組織反応性の低下による糖質コルチコイド活性が低下する重症関連コルチコステロイド障害（critical illness-related corticosteroid insufficiency：CIRCI）が生じることがある[18]．この際にコルチゾールが内因性に上昇するもしくは，外因性に投与されれば，機能的な不全が是正されるのではないかというのが敗血症ショックに対するステロイド投与の理論的背景である．

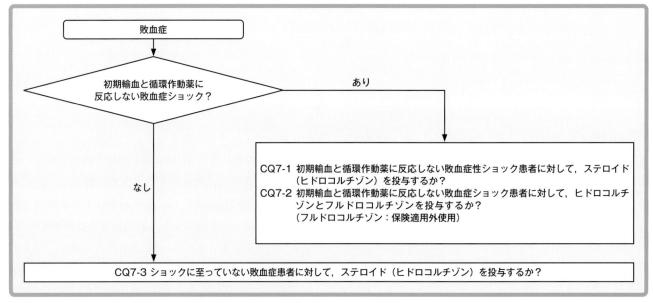

図2 J-SSCG2020におけるステロイド療法の診療フロー（文献[1]より引用）

J-SSCG2020では初期輸液と循環作動薬に反応しない成人の敗血症性ショック患者に対して，ショックからの離脱を目的として，低用量ステロイド（ヒドロコルチゾン）を投与することを弱く推奨する（CQ7-1：GRADE 2D：エビデンスの確実性＝「非常に低」）とされた（図2）[1]．また，鉱質コルチコイド受容体は各種臓器に発現し，動物研究においては鉱質コルチコイド投与によるIL-6値の低下，ショックからの離脱促進，生存率の改善が報告されており，フルドロコルチゾンの併用の有効性を調べるためにCQ7-2が作られた．その結果，初期輸液と循環作動薬に反応しない成人の敗血症性ショック患者に対して，ヒドロコルチゾンとフルドロコルチゾンの併用投与を弱く推奨する（GRADE 2C：エビデンスの確実性＝「低」）とされた．しかし，ヒドロコルチゾン単独投与が一般的なステロイドの投与方法であり，しかも，フルドロコルチゾンは保険適用外であるため，この併用療法は一部施設でのみ行われている治療である．そのため，このフルドロコルチゾン上乗せ効果に関しては今後さらなる検討が必要だと思われる．また，ショックに至っていない敗血症患者に対しては，ステロイド投与の効果は認められず，ヒドロコルチゾンの投与を行わないことを弱く推奨する（CQ7-3：GRADE 2D：エビデンスの確実性＝「非常に低」）となっている．

3. SSCG2021[2]との違い

J-SSCG2020にのみ記載があった項目を表1，表2に，SSCG2021にのみ記載があった項目を表3，表4に赤字に示す．SSCG2021は，国際的な23学会60人の専門家で構成され，高所得環境，低・中所得環境の両方をカバーし，臨床医，コメディカルに加えて政策立案者まで対象として国際的な診療指針として作成された．一方，敗血症診療の実情は国や地域によって異なるため，日本の実臨床を反映した診療指針としてJ-SSCG2020が作成された．これらのガイドラインはお互いに補完するだけでなく，独自の視点から国内外の敗血症診療をともにサポートする役割を担い，また，両ガイドラインで推奨が異なる部分は，今後の敗血症研究の"seeds"になりうると考えられる．SSCG2021に特徴的な主な項目をいくつか紹介する．

● 「8：成人の敗血症性ショックにおいて，他の指標に加え，毛細血管再充満時間（capillary refiling time；CRT）を蘇生の指標として用いることを提案する」：ANDROMEDA-SHOCK研究[19]において，敗血症性ショックの初期蘇生の評価指標として，CRTガイド群と乳酸値ガイド群に分けて比較した結果，28日死亡率には統計学的有意差は認めなかったが（死亡率：CRTガイド群34.9％，乳酸値ガイド群43.4％，p = 0.06），治療

表3 SSCG2021における初期蘇生・循環管理（文献[2]を参考に筆者作成）

初期蘇生	
4	敗血症や敗血症性ショックは内科的緊急事態であり，ただちに治療や蘇生を始めることを推奨する．
5	低血圧を伴う敗血症や敗血症性ショックにおいて，少なくとも30 mL/kgの晶質液負荷を，蘇生開始後3時間以内に行うことを推奨する．
6	敗血症や敗血症性ショックにおいて，身体所見や静的指標のみならず，動的指標を輸液蘇生の指標として用いることを提案する．
7	敗血症や敗血症性ショックにおいて，高乳酸血症を認める患者に血清乳酸値の低下をもって蘇生の指標とすることを提案する．
8	成人の敗血症性ショックにおいて，他の指標に加え，毛細血管再充満時間（CRT）を蘇生の指標として用いることを提案する．

平均動脈圧	
9	循環作動薬を必要とする成人敗血症性ショックにおいて，より高い目標平均動脈圧（MAP）よりも65 mmHgのMAPを推奨する．

循環管理	
32	成人の敗血症や敗血症性ショックにおいて，初期輸液蘇生として晶質液を第一選択とすることを推奨する．
33	成人の敗血症や敗血症性ショックにおいて，生理食塩水よりもバランスの取れた晶質液を使用することを提案する．
34	成人の敗血症や敗血症性ショックにおいて，大量の晶質液を必要とする場合にはアルブミンを使用することを提案する．
35	成人の敗血症もしくは敗血症性ショックの初期蘇生の輸液として，スターチ（膠質液）は使わないことを推奨する．
36	成人の敗血症もしくは敗血症性ショックの初期蘇生の輸液として，ゼラチン（膠質液）は使わないことを推奨する．
37	成人の敗血症性ショックにおいて，他の血管収縮薬と比較してノルアドレナリンを第一選択として用いることを推奨する．
38	成人の敗血症性ショックにおいて，ノルアドレナリン管理下で平均動脈圧が維持できない場合，ノルアドレナリンの投与量を増やす代わりにバソプレッシンを使用することを提案する．
39	成人の敗血症性ショックにおいて，ノルアドレナリンとバソプレッシンで平均動脈圧が維持できない場合，アドレナリンを追加することを提案する．
40	成人の敗血症性ショックにおいて，テルリプレシンを使用しないことを提案する．
41	十分な体液量と血圧にもかかわらず，組織低灌流と心原性ショックのある成人では，ノルエピネフリンにドブタミンを追加するか，エピネフリンのみを使用することを提案する．
42	成人の敗血症性ショックと適切な輸液と昇圧を行っても組織低灌流が継続する場合，レボシメンダンは使用しないことを提案する．
43	成人の敗血症性ショックにおいて，非侵襲的なモニタリングよりも観血的動脈圧ラインを用いた侵襲的モニタリングを行うことを提案する．
44	成人の敗血症性ショックにおいて，中心静脈ラインを確保するまでの間，末梢静脈ラインから循環作動薬投与を開始することを提案する．
45	成人の敗血症や敗血症性ショックにおいて，最初の24時間の初期蘇生後に組織灌流低下と体液減少が継続する場合，輸液を制限したほうがよいのか自由に輸液したほうがよいのか，いずれを選択すべきかはエビデンス不足のため推奨を出せない．

※赤字はJ-SSCG2020にない項目

表4 SSCG2021におけるステロイド（文献[2]より引用）

	血管収縮薬の投与が持続的に必要な成人の敗血症性ショックにおいて，ステロイドの静脈内投与を行うことを提案する．
58	備考：成人の敗血症性ショックに使用される典型的なステロイドは，200 mg/日のヒドロコルチゾンの静脈内投与で，50 mgを6時間ごとに静脈内投与するか，持続投与する．ノルアドレナリンまたはアドレナリンを0.25 μg/kg/minの用量で投与開始してから，少なくとも4時間後にはステロイド投与の開始が提案される．

開始3日の時点でSOFAスコアがCRTガイド群で有意に低いことが報告された（平均SOFAスコア：CRTガイド群5.6点，乳酸値ガイド群6.6点，p = 0.045）．CRTが簡便で低コストで実施できることから，その有用性が示唆された．

● 「9：循環作動薬を必要とする成人敗血症性ショックにおいて，より高い目標平均動脈圧（MAP）よりも65 mmHgのMAPを推奨する」：新たにRCTが報告されている（死亡率：permissive hypotension群41.0%，usual care群43.8%，p = 0.15）[20] が既存の結果を支持するものであり，SSCG 2016と比べて大きな変更はない．

● 「32：成人の敗血症や敗血症性ショックにおいて，初期輸液蘇生として晶質液を第一選択とすることを推奨する」：SMART研究において生理食塩水輸液群に比べて，バランスの取れた晶質液輸液群で30日死亡の有意な低下を認めた[21]．生理食塩水ではクロール負荷による代謝性アシドーシスや血管収縮が腎機能障害を引き起こすことが問題視されている．

● 「44：成人の敗血症性ショックにおいて，中心静脈ラインを確保するまでの間，末梢静脈ラインから循環作動薬投与を開始することを提案する」：末梢静脈からの循環作動薬投与はおおむね安全であり，中心静脈ラインを確保するまでは末梢静脈ラインから循環作動薬を投与するように提案された．

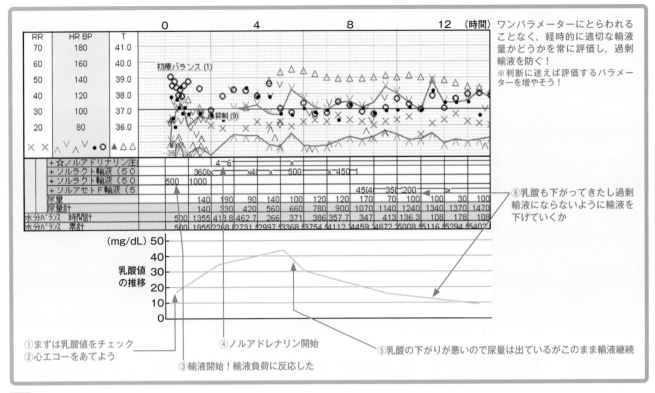

図3 症例提示

たところ，乳酸値が下がってこない（⑤）ため，この
ままの輸液量で継続した．乳酸値も下がってきたため，
過剰輸液にならないように輸液を下げていく（⑥）．

症例提示：77歳男性（**図3**）

〔主訴・現病歴〕意識障害，血圧低値のため，救急搬
送となった．

〔身体所見〕血圧79/58 mmHg，脈拍139 bpm，
呼吸数24回/分，SpO$_2$（酸素3Lマスク）98%，
意識GCS E3V2M6，体温36.3℃

〔検査所見〕血液ガス（酸素3L投与下）pH 7.426，
pCO$_2$ 42.0，pO$_2$ 128，HCO$_3^-$ 27.6，B.E. 2.8，
lactate 18 mg/dL，WBC 20560/μL，CRP 5.35，
尿グラム染色でグラム陰性桿菌の貪食像を認め，尿
路感染による敗血症と考えられた（①まずは乳酸値を
チェック）．

〔初療経過〕心エコーを行ったところ，心臓の動きはよ
さそう（②心エコーをあててみよう．心機能を大まか
に把握する！）．輸液を開始し，細胞外液が約250 mL
入ったところで収縮期血圧100 mmHgまで上昇した
（③）．輸液負荷を行いながら，ノルアドレナリンの投
与を開始し，血圧が安定してきた（④早期にノルアド
レナリンを開始）．尿量も出てきたが，乳酸値を測定し

おわりに

　敗血症の初期循環管理は迅速な対応が求められる．初期
蘇生を行いながら，複数のパラメーターを用いて循環の評
価を繰り返し行い，過剰輸液にならないように注意しつつ，
早期にショックを離脱することが重要である．

参考・引用文献

1) 日本版敗血症診療ガイドライン2020特別委員会：日本版敗血症診
療ガイドライン2020（J-SSCG2020）．日集中医誌，28（Supplement）：
S1-S411，2021.

2) Evans L, Rhodes A, Alhazzani W, *et al.*: Surviving Sepsis
Campaign:International Guidelines for Management of Sepsis
and Septic Shock 2021. *Crit Care Med*, 49: e1063-e1143, 2021.

3) 日本集中治療医学会（JSICM）＆日本救急医学会（JAAM）：
日本版敗血症診療ガイドライン2020初期治療とケアバンド
ル（J-SSCG2022 バンドル）．https://www.jaam.jp/info/2022/

files/20220519.pdf（2022年10月閲覧）

4）Lan P, Wang TT, Li HY, *et al*.: Utilization of echocardiography during septic shock was associated with a decreased 28-day mortality:a propensity score-matched analysis of the MIMIC-Ⅲ database. *Ann Transl Med*, 7: 662, 2019.

5）Rivers E, Nguyen B, Havstad S, *et al*.: Early goal-directed therapy in the treatment of severe sepsis and septic shock. *N Engl J Med*, 345: 1368-1377, 2001.

6）Mouncey PR, Osborn TM, Power GS, *et al*.: Trial of early, goal-directed resuscitation for septic shock. *N Engl J Med*, 372: 1301-1311, 2015.

7）Yealy DM, Kellum JA, Huang DT, *et al*.: A randomized trial of protocol-based care for early septic shock. *N Engl J Med*, 370: 1683-1693, 2014.

8）Peake SL, Delaney A, Bailey M, *et al*.: Goal-directed resuscitation for patients with early septic shock. *N Engl J Med*, 371: 1496-1506, 2014.

9）Rowan KM, Angus DC, Bailey M, *et al*.: Early, goal-directed therapy for septic shock - A patient-level meta-analysis. *N Engl J Med*, 376: 2223-2234, 2017.

10）Tigabu BM, Davari M, Kebriaeezadeh A, *et al*.: Fluid volume, fluid balance and patient outcome in severe sepsis and septic shock: A systematic review. *J Crit Care*, 48: 153-159, 2018.

11）Finfer S, Bellomo R, Boyce N, *et al*.: A comparison of albumin and saline for fluid resuscitation in the intensive care unit. *N Engl J Med*, 350: 2247-2256, 2004.

12）Finfer S, McEvoy S, Bellomo R, *et al*.: Impact of albumin compared to saline on organ function and mortality of patients with severe sepsis. *Intensive Care Med*, 37: 86-96, 2011.

13）Li Y, Li H, & Zhang D: Timing of norepinephrine initiation in patients with septic shock: a systematic review and meta-analysis. *Critical Care*, 24: 488, 2020.

14）De Backer D, Biston P, Devriendt J, *et al*.: Comparison of dopamine and norepinephrine in the treatment of shock. *N Engl J Med*, 362: 779-789, 2010.

15）Bouhemad B, Nicolas-Robin A, Arbelot C, *et al*.: Acute left ventricular dilatation and shock-induced myocardial dysfunction. *Crit Care Med*, 37: 441-447, 2009.

16）Romero-Bermejo FJ, Ruiz-Bailen M, Gil-Cebrian J, *et al*.: Sepsis-induced cardiomyopathy. *Curr Cardiol Rev*, 7: 163-183, 2011.

17）Kakihana Y, Nishida O, Taniguchi T, *et al*.: Efficacy and safety of landiolol, an ultra-short-acting β1-selective antagonist, for treatment of sepsis-related tachyarrhythmia (J-Land 3S): a multicentre, open-label, randomised controlled trial. *Lancet Respir Med*, 8: 863-872, 2020.

18）Pastores SM, Annane D, & Rochwerg B: Guidelines for the Diagnosis and Management of Critical Illness-Related Corticosteroid Insufficiency(CIRCI) in Critically Ill Patients (PartⅡ): Society of Critical Care Medicine (SCCM) and European Society of Intensive Care Medicine (ESICM) 2017. *Crit Care Med*, 46: 146-148, 2018.

19）Hernández G, Ospina-Tascón GA, Damiani LP, *et al*.: Effect of a Resuscitation Strategy Targeting Peripheral Perfusion Status vs Serum Lactate Levels on 28-Day Mortality Among Patients With Septic Shock: The ANDROMEDA-SHOCK Randomized Clinical Trial. *JAMA*, 321: 654-664, 2019.

20）Lamontagne F, Richards-Belle A, Thomas K, *et al*.: Effect of Reduced Exposure to Vasopressors on 90-Day Mortality in Older Critically Ill Patients With Vasodilatory Hypotension: A Randomized Clinical Trial. *JAMA*, 323: 938-949, 2020.

21）Brown RM, Wang L, Coston TD, *et al*.: Balanced Crystalloids versus Saline in Sepsis. A Secondary Analysis of the SMART Clinical Trial. *Am J Resp Crit Care Med*, 200: 1487-1495, 2019.

Profile

廣瀬智也（ひろせ ともや）
大阪大学医学部附属病院 高度救命救急センター 助教
2004年 大阪市立大学 医学部 卒業，国立病院機構 大阪医療センター 初期研修医，救命救急センター 専修医，2008年 JA静岡厚生連 静岡厚生病院 外科，2010年 大阪大学医学部附属病院 高度救命救急センター 医員，2013年 同 特任助教，2016年 大阪警察病院 ER・救命救急科，2020年 大阪大学医学部附属病院 高度救命救急センター 特任助教，2022年より現職．

5

ステロイド・IVIG
治療のポイント：
補助療法
としての
効果は？

山元　良 [1]，藤島清太郎 [2]
1) 慶應義塾大学 医学部 救急医学 助教
2) 慶應義塾大学 医学部 総合診療教育センター センター長／准教授

**Point ① 敗血症において，ステロイド治療の
適応を説明できる.**

**Point ② 敗血症に投与するステロイドの
種類・量を説明できる.**

**Point ③ IVIG とはどんな治療薬なのかを
説明できる.**

**Point ④ 敗血症において，IVIG の適応を
説明できる.**

はじめに

　敗血症の治療は，抗菌薬の投与，初期輸液投与を含めた呼吸循環管理，臓器不全サポートなど多岐にわたる．そのなかで，ステロイドやIVIGによる治療は，いわゆる補助療法という立場におかれている．本章では，ステロイドやIVIGを敗血症患者に投与すべきなのか，という基本的な疑問に関して説明できるようになることを目的として，それぞれの治療に期待される効果，押さえておくべき主要論文，それら研究結果の解釈，ガイドラインの記載内容などを解説する．なお，2つの治療は異なる作用機序を持ち，別の治療として捉えるべきであるため，個別に解説する．

1. 敗血症に対するステロイド療法の意味

　敗血症に対するステロイド治療は古くから行われてきたが，最近では敗血症患者における 視床下部-下垂体-副腎系（hypothalamic-pituitary-adrenal axis；HPA axis）（図1）[1] の異常，とくに副腎から分泌されるステロイドホルモン量の低下が，敗血症に対するステロイド投与の有力な根拠となっている [2]．HPA axisは生体侵襲が加わることでそのカスケードが促進し，ステロイドホルモンの分泌量を増やすという反応を示す．しかし，敗血症では分泌されるステロイドホルモンの量が侵襲の程度に比して少なく（相対的副腎不全とも呼ばれる），さらには人為的にcorticotropin releasing hormone（CRH）を投与し，下垂体からのadrenocorticotropic hormone（ACTH）放出を促しても，高ストレス状態に見合ったステロイドホルモン量の分泌がされていない，という報告もある [3]．

　ステロイドホルモンは糖質コルチコイド（glucocorticoid）と鉱質コルチコイド（mineralocorticoid）に大別されるが，前者は糖代謝や性ホルモンとしての働きに加えて，抗ストレス・抗炎症作用を担っている．敗血症では，感染巣となった臓器の機能障害以上に，全身の過剰な炎症反応が重症化の原因となっているということを踏まえると，ステロイドのなかでもこの糖質コルチコイドの抗ストレス・抗炎症作

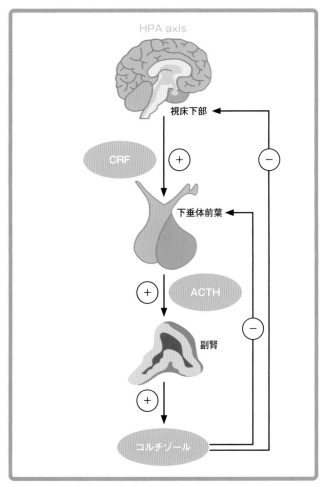

図1　HPA axis（文献[1]より引用）

視床下部−下垂体−副腎系（HPA axis）を示す．視床下部から分泌される corticotropin releasing hormone（CRH）は，下垂体前葉からの adrenocorticotropic hormone（ACTH）放出を促す．ACTHは副腎に作用し，副腎皮質ステロイドの分泌を促進する．また，副腎皮質ステロイドは，視床下部と下垂体前葉からのCRH，ACTHの分泌抑制にも働く．

用が，患者の防御機構として重要な役割を担っていることが容易に想像できる．

つまり，敗血症では高炎症状態を制御するために必要なステロイドが，HPA axisの異常によって十分に分泌されないということになる．この病態こそが敗血症患者にステロイドを投与する病態生理学的な根拠であり，さまざまな臨床研究の背景となっていることを理解する必要がある．

2. 敗血症に対するステロイドの効果とガイドラインでの推奨

敗血症に対するステロイドの効果を調べた研究には，敗

血症を対象としたもの，敗血症性ショックを対象としたものがあるが，敗血症に対するステロイドの投与に関する研究は数少なく，また一貫してステロイドの治療効果は示されていない．一方で，敗血症性ショックに対するステロイドの投与に関する研究は数多く，ステロイドの血圧上昇効果が多くの研究で示されている．しかしながら，より重要な患者転帰である死亡に関しては結果が一貫しておらず，近年の大規模ランダム化比較試験（randamized controlled trial；RCT）やメタ解析をみても，死亡率低下を示した研究とその効果を示さなかった研究が混同している[4,5]．

敗血症に対するステロイドの投与に言及したガイドラインとして，2つのガイドラインを紹介したい．まず，国際的に使用されている，Surviving Sepsis Campaign Guideline（SSCG）である"International Guidelines for the Management of Sepsis and Septic Shock 2021"である．これは，敗血症の治療成績を向上させるために始まり，おおむね4年ごとに改訂されるSSCGとしての現時点での最新版である．そこでは，敗血症に対するステロイドに関して「敗血症性ショックの患者において，昇圧剤の使用が継続して（ongoingで）必要である場合には，ステロイドの使用を推奨する」という内容となっている[6]．また，日本救急医学会および日本集中治療医学会が共同で作成している『日本版敗血症診療ガイドライン2020』（J-SSCG2020）でも，「初期輸液と循環作動薬に反応しない成人の敗血症性ショック患者に対して，ショックからの離脱を目的として，低用量ステロイド（ヒドロコルチゾン）を投与することを弱く推奨する」という内容になっている[7]．なお，両ガイドラインともに，ショックに至っていない敗血症患者に対しては，ステロイドの投与は推奨されていない[6,7]．

つまり，両ガイドラインともに，「敗血症性ショックに対してはステロイド投与を推奨」「ショックではない敗血症に対してはステロイドを投与しないことを推奨」という内容になっている．この推奨文の背景には，前述のとおり敗血症性ショックに対するステロイド投与の死亡率改善効果が一貫していない事実があり，今後，今までの研究結果が大きく上塗りされるような大規模RCTが行われないかぎりは，ステロイド投与の適応患者に関する推奨は変わら

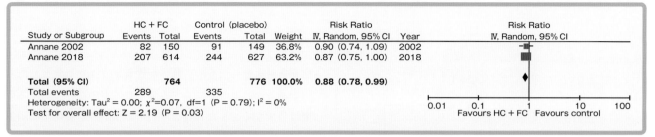

図2 ヒドロコルチゾンとフルドロコルチゾンの敗血症性ショックに対する効果（文献[8]より引用）
敗血症性ショック患者において,ヒドロコルチゾンとフルドロコルチゾンの2剤を使用したステロイド療法の効果を調べたメタ解析では,死亡率減少効果を認めた（◆）.

ないことが予想される.

3. ステロイドの種別と投与量

SSCGおよびJ-SSCG2020ともに，投与するステロイドの種別としてはヒドロコルチゾン（hydrocortisone）の名前が推奨文のなかに記載されている．また，SSCGではヒドロコルチゾン200 mg/日とし，6時間ごとに50 mgあるいは持続常静注と限定されており[6]，一方J-SSCG2020では投与量の記載はないものの，別の推奨文として「初期輸液と循環作動薬に反応しない成人の敗血症性ショック患者に対して，ヒドロコルチゾンとフルドロコルチゾンの併用投与を弱く推奨する」との記載がある[7,8]．このガイドライン間の違いは，ガイドライン作成委員会によるClinical Questionの設定の違いによるものであり，J-SSCGでは後述の重要な研究結果を踏まえて，ヒドロコルチゾンとフルドロコルチゾン（fludrocortisone）の併用投与という特定のステロイド治療の有効性を確かめたことが影響している（図2）[8].

ヒドロコルチゾンは糖質コルチコイドであり，敗血症の抗炎症状態下で相対的に不足した糖質コルチコイドを補う目的で投与される．フルドロコルチゾンは鉱質コルチコイドであるが，その主な作用が腎尿細管における水分・塩分の保持であることから，敗血症性ショック患者においては体液保持効果を期待して投与される．実際，近年の研究ではショックからの離脱の促進や死亡率改善効果が示されている．とくに注目すべき研究として2018年に発表されたAPROCCHSS studyがあるが，1241人の敗血症性ショック患者を対象にRCTを行い，ヒドロコルチゾン200 mg/日とフルドロコルチゾン50 μg/日の投与によって90日後の死亡率が改善することが見いだされた[9]．これによ

り，以後フルドロコルチゾンの注目度が国際的に高まり，J-SSCG2020での投与の弱い推奨に至っている.

ただし，ヒドロコルチゾンとフルドロコルチゾンの2剤によるステロイド治療の研究は数少なく，まだ同一の研究グループによって発表されている研究が多いことに注意が必要である．今後，さらなる大規模RCTが実施される可能性があり，その効果についても注目していく必要がある.

4. IVIGに関する基礎知識

免疫グロブリン製剤の経静脈投与（intravenous immune globulin；IVIG）の歴史は古く，本邦では1954年に製剤が開発されている．本薬剤は，人の血液を原料として免疫グロブリン（immunoglobulin；Ig）を濃縮した血液製剤であるが，その効果を理解するためには免疫グロブリンの機能を理解する必要がある.

免疫グロブリンは，血液中や組織液中に存在する分子量の大きい蛋白質で，病原微生物やその毒素を抗原として働く，いわゆる「抗体」である．immunoglobulin G, A, M, D, E（それぞれIgG, IgA, IgM, IgD, IgE）の5種類があり，血液中に最も多く含まれる免疫グロブリンがIgGである．IgGは主には細菌やウイルスに対する抗体であり，抗原（病原体や毒素）と結合することにより，オプソニン効果，抗体依存性細胞傷害作用，病原微生物・毒素の中和作用，補体活性化による貪食・溶菌促進作用など示し[10]，細菌・ウイルス感染に対する液性免疫の主役となっている.

免疫グロブリン製剤は，基本的にはそれら5種類の免疫グロブリンのうちIgGを濃縮した製剤であり，本邦で使用できる免疫グロブリン製剤もIgGが主成分であり，それ以

外の免疫グロブリンとしては製造過程で除去しきれなかったわずかなIgMが含まれるのみである．なお，海外ではIgG以上の免疫効果を持つと考えられるIgMの治療可能性を考慮し，IgGとIgMを含んだ免疫グロブリン製剤が存在している．

IgGは細菌やウイルスに対する抗体であるため，免疫グロブリン製剤は抗体製剤であるともいえる．ただし，製剤に含まれるIgGは特定の細菌・ウイルスに対する抗体ではなく，多クローン性（polyclonal）な抗体である．すなわち，免疫グロブリン製剤に含まれるIgGの抗原は，原料となった血液に含まれていた抗体がどの抗原に作用するものだったのかに依存している．一方で，特定の抗原に対する抗体のみを凝縮した製剤（単クローン性；monoclonal）には，たとえば破傷風毒素に対する破傷風免疫グロブリンや，近年の新型コロナウイルスに対するmonoclonalな抗体製剤であるソトロビマブがある．これらも広義には免疫グロブリン製剤といえるが，敗血症に対するIVIGとして議論する際には，これら特定抗原に対するmonoclonalな抗体製剤は含まれず，polyclonalな抗体製剤（作用する抗原は基本的に不明）であることに注意したい．

5. 敗血症へのIVIGに関する研究報告

敗血症に対するIVIG研究は，1990年代前後から世界各国で行われており，後述の診療ガイドラインに採用されているRCTだけに絞っても，10本の研究報告がある[6-15]．近年のものでは，2018年に重症市中肺炎に対するIVIGの効果を調べたRCT（CIGMA study）が報告されており[11]，これは敗血症を対象とした研究ではないものの，組み入れられた患者の多くが敗血症の診断を満たしている．

各々の研究結果に注目すると，死亡率低下に寄与するという結果の研究も散見されるものの，近年の研究では死亡率低下には寄与しないという報告が多い．たとえば，2007年のSBITS studyでは，敗血症患者624人を対象としてIVIGの治療効果を調べているが，死亡率低下を含め有意な効果を認めなかったと報告している[12]．また，先に紹介したCIGMA studyは，死亡率，ICU滞在期間，入院期間のいずれにおいても，IVIGの治療効果が認められなかったと報告している[11]．一方で，IVIGの有効性が示唆された報告としては，2003年の劇症型溶血性レンサ球菌感染症（streptococcal toxic shock syndrome；STSS）に対する研究があり，高容量のIVIGが臓器障害の程度に対して効果的であったと報告されている[13]．他にも，1996～1998年までに行われたRCTでは，死亡率改善効果を示唆した研究が散見される．

このように，敗血症患者に対するIVIGの効果を調べたRCTは数多いものの，「敗血症に対するIVIGは有用な治療なのか」という臨床的疑問には，簡単に答えが出せないのも事実である．これは，複数の研究結果が食い違っていることに起因する．研究ごとの結果の差異の要因として，①多くの研究で患者数が不十分であること，②研究対象患者の定義が研究ごとに異なっていること，③IVIGの投与量が異なっていることが挙げられる．とくに投与量に関しては注意が必要で，本邦では1日5gまで最大3日間の使用が保険適応となっているが，国際的には1日量として20～25g投与している報告もあり，投与期間に関しても研究によって差異がある．すなわち，個々の研究での研究設定の違いや，そこから導き出される結果の違いが，臨床医の解釈を困難にしているといえる．

6. IVIGに関するメタ解析とガイドライン

研究結果の差異を解決する1つの方法がメタ解析であるが，興味深いことに敗血症に対するIVIGの効果に関しては，数多くのメタ解析が報告されている．古いものでは2004年に発表された21本の研究をまとめたメタ解析であり[14]，敗血症患者におけるIVIGによる死亡の相対リスク比は0.77であり，敗血症へのIVIGの有効性が示唆された．また，2007年にはIgGの免疫グロブリン製剤，つまり本邦と同様の製剤に関するメタ解析と，IgMを多く含んだ免疫グロブリン製剤に関するメタ解析が公開され，両製剤の死亡率改善効果が示された[15, 16]．さらに，引き続いて報告さ

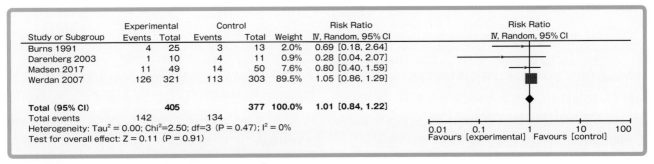

図3 SSCGでのforest plot（質の高い研究のみ）（文献6)より引用）
質の高い（バイアスリスクの低い）研究のみを含めた解析では，敗血症に対するIVIGの死亡率改善効果は認めなかった（◆）.

れた2012年，2013年，2016年，2019年のメタ解析においてもIgG製剤，IgMを含んだ製剤の両方あるいはいずれかの有効性が評価され，効果はわずかでありながら敗血症へのIVIGの有効性は示唆されている.

しかし，これら一貫して効果が示唆されているメタ解析であるが，解釈に注意が必要な点も多い．これは，それぞれの論文のなかでも説明されていることが多いが，メタ解析に組み入れる研究を質の高い（バイアスリスクの低い）研究のみとすると，敗血症へのIVIGの効果は統計学的に有意ではなくなるという点である.

これらの結果を踏まえて，ステロイドの際にも引用した2つの敗血症診療ガイドラインにおける，IVIGの推奨内容に関して紹介したい．まず，SSCGでは「敗血症あるいは敗血症性ショック患者において，IVIGを使用しないことを推奨する」との記載がある6).具体的な説明文では，先に説明したメタ解析において死亡の相対リスクを下げるという結果になったことを踏まえたうえで，エビデンスの質が低いことが強調されている．バイアスリスクの低い研究のみを対象としたメタ解析では，死亡率低下という治療効果が明確ではなくなることも説明され（図3）6)，IVIGの効果のバランスは不確かであると述べられている．ただし，注意が必要なのは，あくまでも習慣的（ルーチン）なIVIGの使用を避けるべきであるという説明文になっており，「敗血症に対するIVIGは有用な治療なのか」という臨床課題に答えるためには，十分なサンプルサイズなRCTが必要であると結論づけている.

また，J-SSCG2020では「敗血症に対して，免疫グロブリン（IVIG）投与を行わないことを弱く推奨する」という記載になっており，つまり，エビデンスの確実性に若干の差異はあるものの，SSCGと同様の推奨ということになっている．ただ，STSSにおいては，IVIGの死亡率改善効果が認められ（図4)7)，IVIGの投与は弱く推奨されている．また，ガイドラインには本邦で認可された投与量（1日5gまで最大3日間）の有効性，大量長期投与の有効性，壊死性軟部組織感染症や毒素性ショック症候群（toxic shock syndrome；TSS）などの特殊な感染症に対する有効性に関して，さらなる検証が必要であると結論付けている.

7. 敗血症に対するステロイドおよびIVIGの投与例

症例：63歳男性

〔主訴〕呼吸苦

〔現病歴〕数週間前から腰痛と下腿の痺れを訴えていた．来院1週間前に腰痛に対してトリガーポイント注射を受けた．来院前日，運動後にめまいを認め近医受診し，収縮期血圧80 mmHg台であったため降圧薬が中止され，経過観察となった．その翌日，呼吸苦が出現し，かかりつけの当院循環器内科を受診した.

〔既往歴〕高血圧症，脂質異常症，高尿酸血症，冠動脈硬化症，脊柱管狭窄症

〔家族歴〕特記すべきことなし

〔身体所見〕意識清明，血圧88/61 mmHg，脈拍113 bpm，呼吸数20回/分，体温36.3℃，SpO_2 88%（室内気），呼吸音清，ラ音聴取せず，心雑音なし，下腿浮腫なし，腹部圧痛なし，CVA叩打痛なし，

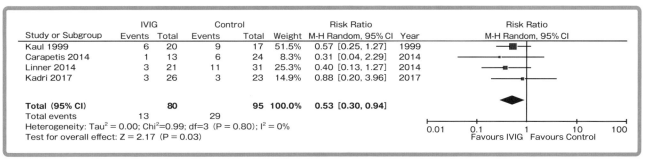

図4 J-SSCG2020でのSTSSにおけるforest plot（文献[7]より引用）
観察研究を含めたメタ解析では，STSSに対するIVIGの効果として，死亡率の改善が認められた（◆）．

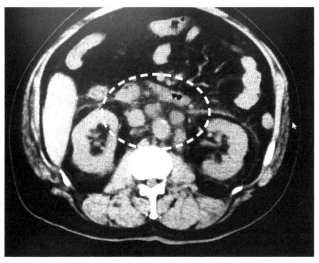

図5 来院時の腹部CT
後腹膜全体に脂肪織の混濁（CT値の上昇；図内○）を認め，腎周囲を含めた腹膜肥厚を認める．後腹膜の軟部組織感染症の所見として矛盾しない．

皮疹なし

〔検査所見〕

血液検査：WBC 16800/μL，Hb 14.0 g/dL，Plt 45000/μL，Alb 2.7 g/dL，BUN 51 mg/dL，Cr 6.15 mg/dL，TB 1.5 mg/dL，AST 50 IU/L，ALT 33 IU/L，LDH 281 IU/L，CRP 32 mg/dL，40.4 ng/mL，BNP 252 pg/mL，Troponin-T 0.039 ng/mL，PT-INR 1.05，APTT 30.5sec，D-dimer 15.1μg/mL

動脈血液ガス検査：pH 7.333，PaO$_2$ 104 mmHg，PaCO$_2$ 33 mmHg，B.E. −8.7 mmol/L，HCO$_3^-$ 17.2 mmol/L，lactate 5.3 mmol/L

CT検査：後腹膜全体に脂肪織の混濁あり，腎周囲を含めた腹膜肥厚あり（図5）

〔その後の経過〕後腹膜の軟部組織感染症に起因する

敗血症性ショックと診断し，広域抗生剤（メロペネム），輸液負荷，昇圧剤，人工呼吸器を開始し，集中治療室に入室した．血圧維持にノルアドレナリン0.5γとバソプレシン0.04 U/分が必要であり，ヒドロコルチゾン50 mg・1日4回およびフルドロコルチゾン50μg/日を開始した．入院翌日に血液培養にて*Streptococcus dysgalactiae*を疑う菌種が同定され，STSSと診断し，クリンダマイシンの追加投与とIVIG 5 g/日・3日間を開始した．入院3日目に敗血症性心筋症を発症しドブタミンを開始，入院4日目より徐々に全身状態は改善した．その後，眼内炎を含む深在性真菌感染症や胸腔・四肢に散在する膿瘍（図6）などを合併したが，抗菌薬・抗真菌薬の使用，感染組織の外科的切除，全身管理にて敗血症は治癒し（図7），入院2か月目に複数の軟部組織欠損部に対して自家網状皮膚移植を施行し，入院3か月目に自宅退院，その後，社会復帰に至った．

おわりに

敗血症に対するステロイド，IVIG治療の理解を深めるため，それぞれの治療の病態生理学的な役割，既存の研究結果，ガイドラインでの推奨を紹介した．また，それらを踏まえたそれぞれの治療の適応を示し，具体的な症例を提示し，具体的な投与のタイミングなどを紹介した．今後，大規模RCTが実施された場合には，その結果によって現在の推奨が変わる可能性がある．敗血症に対するステロイド，IVIG治療は，今後の研究動向に注目していきたい分野である．

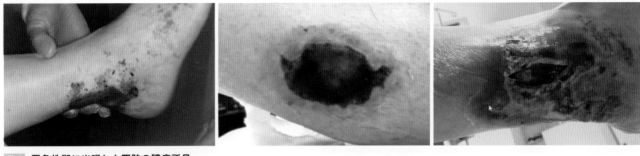

図6 亜急性期に出現した四肢の膿瘍所見

敗血症性ショックに対するステロイドを含んだ治療と，STSSに対するクリンダマイシンとIVIGの追加投与によって，ショックや各種臓器不全からの回復を認めた．
その後，眼内炎を含む深在性真菌感染症や胸腔・四肢に散在する膿瘍を併発した．図はすべて異なる箇所の膿瘍を示している．

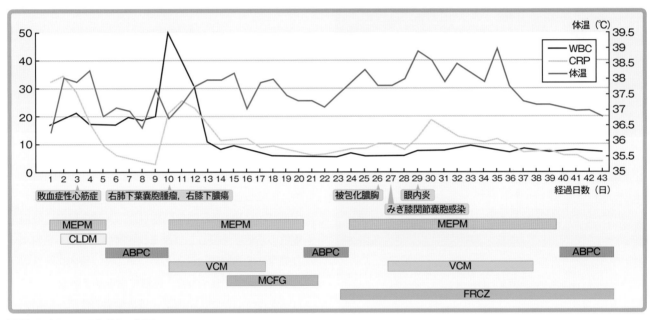

図7 急性期から亜急性期の経過

入院時から敗血症の治癒までの体温と炎症反応の経過を示した．
MEPM：メロペネム，CLDM：クリンダマイシン，ABPC：アンピシリン，VCM：バンコマイシン，MCFG：ミカファンギン，FRCA：フルコナゾール．

参考・引用文献

1) empowered health institute: What is the HPA Axis? Part 1. https://empoweredhealthinstitute.com/what-is-the-hpa-axis/ （2023年1月閲覧）

2) Mesotten D, Vanhorebeek I, & Van den Berghe G: The altered adrenal axis and treatment with glucocorticoids during critical illness. *Nat Clin Pract Endocrinol Metab*, 4: 496-505, 2008.

3) Annane D, Maxime V, Ibrahim F, *et al.*: Diagnosis of adrenal insufficiency in severe sepsis and septic shock. *Am J Respir Crit Care Med*, 174: 1319-1326, 2006.

4) Rochwerg B, Oczkowski SJ, Siemieniuk RAC, *et al.*: Corticosteroids in sepsis: an updated systematic review and metaanalysis. *Crit Care Med*, 46: 1411-1420, 2018.

5) Fang F, Zhang Y, Tang J, *et al.*: Association of corticosteroid treatment with outcomes in adult patients with sepsis: A systematic review and meta-analysis. *JAMA Intern Med*, 179: 213-223, 2019.

6) Evans LL, Rhodes AC, Alhazzani W, *et al.*: Surviving Sepsis Campaign: International Guidelines for Management of Sepsis and Septic Shock 2021. *Crit Care Med*, 49: e1063-e1143, 2021.

7) Egi M, Ogura H, Yatabe T, *et al.*: The Japanese Clinical Practice Guidelines for Management of Sepsis and Septic Shock 2020 (J-SSCG 2020). *J Intensive Care*, 9: 53, 2021.

8) Yamamoto R, Nahara I, Toyosaki M, *et al.*: Hydrocortisone with fludrocortisone for septic shock: a systematic review and meta-analysis. *Acute Med Surg*, 7: e563, 2020.

9) Annane D, Renault A, Brun-Buisson C, *et al.*: Hydrocortisone plus Fludrocortisone for Adults with Septic Shock. *N Engl J Med*, 378: 809-818, 2018.

10) Aubron C, Berteau F, & Sparrow RL: Intravenous immunoglobulin

for adjunctive treatment of severe infections in ICUs. *Curr Opin Crit Care*, 25: 417-422, 2019.

11) Welte T, Dellinger RP, Ebelt H, *et al.*: Efficacy and safety of trimodulin, a novel polyclonal antibody preparation, in patients with severe community-acquired pneumonia: a randomized, placebo-controlled, double-blind, multicenter, phase Ⅱ trial (CIGMA study). *Intensive Care Med*, 44: 438-448, 2018.

12) Werdan K, Pilz G, Bujdoso O, *et al.*: Score-Based Immunoglobulin Therapy of Sepsis Study G. Score-based immunoglobulin G therapy of patients with sepsis: the SBITS study. *Crit Care Med*, 35: 2693-2701, 2007.

13) Madsen MB, Hjortrup PB, Hansen MB, *et al.*: Immunoglobulin G for patients with necrotising soft tissue infection (INSTINCT): a randomised, blinded, placebo-controlled trial. *Intensive Care Med*, 43: 1585-1593, 2017.

14) Pildal J, & Gøtzsche PC: Polyclonal immunoglobulin for treatment of bacterial sepsis: A systematic review. *Clin Infect Dis*, 39: 38-46, 2004.

15) Laupland KB, Kirkpatrick AW, & Delaney A: Polyclonal intravenous immunoglobulin for the treatment of severe sepsis and septic shock in critically ill adults: A systematic review and meta-analysis. *Crit Care Med*, 35: 2686-2692, 2007.

16) Kreymann KG, de Heer G, Nierhaus A, *et al.*: Use of polyclonal immunoglobulins as adjunctive therapy for sepsis or septic shock. *Crit Care Med*, 35: 2677-2685, 2007.

Profile

山元　良（やまもと りょう）
慶應義塾大学 医学部 救急医学 助教
2006年 慶應義塾大学 医学部 卒業，東京都済生会中央病院 初期研修後，栃木県済生会宇都宮病院，済生会横浜市東部病院，The University of Texas Health Sciences Center San Antonioなどで救急・外傷外科の修練を行い，現職．

藤島清太郎（ふじしま せいたろう）
慶應義塾大学 医学部 総合診療教育センター センター長／准教授
1982年 慶應義塾大学 医学部 卒業，同 呼吸器内科 入局，Stanford大学 救急集中治療科 留学後，救急科を経て，2013年 総合診療教育センター，2018年より現職．炎症性肺疾患，敗血症の基礎・臨床研究に携わり，SSCG，J-SSCG作成委員を歴任．

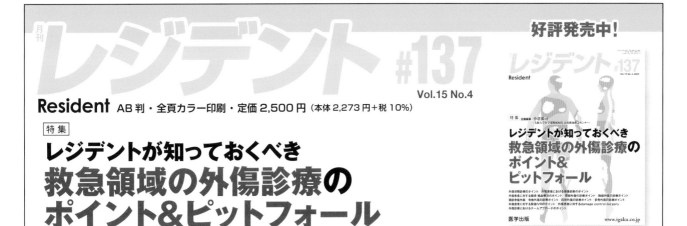

6

呼吸管理のポイント：肺保護戦略とは？

安田英人

自治医科大学附属さいたま医療センター 救急科 助教

Point 1 肺保護戦略に必要な要素を説明できる.

Point 2 プラトー圧，駆動圧，経肺圧の違いを説明できる.

Point 3 PEEPの重要性と設定方法を説明できる.

Point 4 肺保護戦略に有効な管理方法を説明できる.

はじめに

「呼吸不全患者に対して肺保護戦略を行うとよい」．この言葉を一度は耳にしたことがあるであろう．しかしながら，「肺保護戦略とは何か？」という問いに対して明確に答えることが皆さんにはできるだろうか？ 先に発表された『日本版敗血症診療ガイドライン2021』(J-SSCG2020)[1]，『ARDS診療ガイドライン2021』[2]，そして『敗血症診療国際ガイドライン2021（surviving sepsis campaign: international guidelines for management of sepsis and septic shock 2021』(SSCG2021)[3]では1回換気量6 mL/kg以下，プラトー圧30 cmH_2O以下で管理することが推奨されている．多くの医療従事者は「肺保護戦略とは1回換気量6 mL/kg以下，プラトー圧30 cmH_2O以下に保つことである」と認識しているだろう．しかし，それは近からず遠からず，である．肺保護戦略の根本的な概念は，「人工呼吸器関連肺障害（ventilator-induced lung injury；VILI）を起こさないような人工呼吸管理を行うこと」である．近年では，このVILIに対する人工呼吸器戦略に変化が生じている．では，VILIを起こさないような呼吸管理とは実際どのようなことなのだろうか．その理解を深めるために，本稿では1. VILIとは何か，2. 古典的な肺保護戦略–肺保護戦略の歴史–，3. 知っておくべき肺保護戦略の実際，の流れで解説を行う．

1. VILIとは何か

肺胞にガスを送り込むためには口元よりも肺胞内圧が相対的に陰圧になるように圧較差を作る必要がある（図1）[5]．自発呼吸は胸腔内圧を陰圧にすることにより口元の圧と肺胞の圧の圧較差を作り肺胞の中に空気を入れる．一方，陽圧呼吸はその逆で肺胞内圧は不変のまま口元の圧（気道内圧）を陽圧にすることにより圧較差を作る．このように，生理的な陰圧呼吸とは真逆の方法で圧較差を作り肺胞に空気を送るのが人工呼吸である．いわば，非生理的な方法で肺胞に空気を送ることになるので，それに伴う合併症が起こることが懸念されるのは必然である．このような人工呼吸

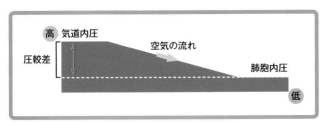

図1 圧較差による肺胞への空気の誘導（文献[5]より引用）

表1 人工呼吸関連肺障害

1	容量損傷（volutrauma）
2	圧損傷（barotrauma）
3	無気肺損傷（atelectrauma）
4	高濃度酸素の有害性（oxygen toxicity）
5	生物学的損傷（biotrauma）

表2 高濃度酸素の有害性

1	吸収性無気肺を生じる
2	100% 酸素で24時間管理すると肺に炎症性変化と気管支炎が起こる
3	FiO_2 1.0 が24〜48時間続くと非心原性肺水腫をきたす
4	ブレオマイシンやパラコート中毒に対して投与すると肺障害を起こす

が発生し肺胞障害を助長するだけでなく，血中に酸素が取り込まれることによる吸収性無気肺が生じ，結果的にatelectraumaへとつながるリスクがある．5つの要素どれをとっても肺障害を助長することになるため，医療従事者はそのリスクを常に意識しながら呼吸管理を行うことが必要である．

に伴う合併症のことをVILIと呼んでいる．

　VILIは大きく分けて5つの要素に分かれる（**表1**）．最も気をつけるべきことは圧損傷（barotrauma）である．圧と容量は相互に影響し合うので容量損傷（volutrauma）も同じような概念として捉えてもよいが，近年では容量よりも圧に注意を払うことが重要と考えられている．肺胞は無限に大きくなれるわけではなく，入れることのできる量は決まっている．よって，その許容量よりも大きな量の空気が肺胞に入ってきたら肺胞が過伸展し肺胞にストレスがかかるとともに肺胞が破ける事態に至ってしまう．肺胞にストレスがかかることにより炎症性サイトカインが産生され，肺障害はますます進展してしまい，全身性の炎症へと進展してしまう（biotrauma）．また，肺胞を過伸展させることによる肺胞へのストレスとは逆に，肺胞を虚脱させたままの状態でも肺障害を引き起こす可能性がある（atelectrauma；無気肺損傷）．障害を受けた肺胞は刺激により炎症が進展してしまう可能性を抱えており，肺胞が虚脱している状態から肺胞を開く際，せん断力（shear stress）と呼ばれる余計な力が生まれてしまい，それが肺胞障害を助長することにつながるとされている．無気肺／潰れたままであればよいが，それを広げようとするときに生じる肺障害である．そして最後の5つ目は，投与する酸素自体の有害性である（oxygen toxicity）．呼吸不全患者に対する酸素投与は必然であるために避けられない手段であるが，酸素といえども有用性だけでなく有害性も持ち合わせている（**表2**）．高濃度酸素投与により活性化酸素

2. 古典的な肺保護戦略 ―肺保護戦略の歴史―

　人工呼吸管理によるVILIを防ぐためには，簡単に考えれば，
①圧をかけすぎない
②1回換気量を入れすぎない
③無気肺を防ぐ
④できるだけ低い酸素濃度で管理する

といった人工呼吸管理を実施すればよいことになる．これらの点から考えられる肺保護換気のポイントは，
①気道内圧（肺胞内圧＝プラトー圧）を制限する
②1回換気量を制限する
③無気肺を予防するために呼気終末陽圧（positive end expiratory pressure；PEEP）をかける

といったことになる．これらの人工呼吸管理戦略はこれまでに報告されている診療ガイドライン[1-3]でも推奨されており，おおよそ以下のようにまとめることができる．
①1回換気量6 mL/kg以下，プラトー圧30 cmH$_2$O以下に制限する
②重症呼吸不全の場合はPEEPを高めに設定する

　診療ガイドラインによる推奨には，基本的にはランダム化比較試験（randomized controlled trial；RCT）の結果が引用される．それがゆえに，上記の推奨はほとんどが

表3 PEEPのメリット/デメリット

メリット	デメリット
無気肺のリクルート	血圧低下
コンプライアンス上昇	コンプライアンス低下
ミストリガーの改善	圧損傷
	酸素化低下
	解剖学的シャント増加
	死腔増加

2000年からの10年間程度で蓄積された臨床研究の結果に由来する．プラトー圧/換気量制限に関するランドマーク的な臨床研究は2000年にARDS netから報告されたRCT[4]であり，急性呼吸窮迫症候群（acute respiratory distress syndrome；ARDS）患者に対してプラトー圧が30 cmH$_2$O以下となるように1回換気量を6 mL/kgに制限する群と，1回換気量を12 mL/kgで管理しプラトー圧の上限が55 cmH$_2$O程度で圧上昇を許容する群を比較した研究である．結果としてはプラトー圧/換気量制限を行った群のほうが予後良好であり，この研究を皮切りに世の中の風潮としてはプラトー圧制限/換気量制限が重要視されるようになった．多くのメタ解析[6]でも同様の結果となり，RCTのエビデンスをもとに推奨を提案する診療ガイドラインでは，どうしてもこのような推奨に至る．

また，PEEPに関しては，ARDSなどの重症な呼吸不全ではとくに背側が無気肺になりやすい特徴があるため，その無気肺に対してPEEPをかけたほうが無気肺を解除することによるメリットが大きいと考えられている．そのような背景もあり，ARDS患者に対する高めのPEEPと低めのPEEPを比較した臨床研究が多数報告されている[7,8]．しかしながら，高めのPEEPはメリットよりもデメリットのほうが懸念される（**表3**）．PEEPにより肺胞が過伸展し圧損傷が助長される懸念だけでなく，過剰なPEEPにより肺胞毛細血管が圧排されることによる血流低下が原因の酸素化不良を招くリスクもある．重症なARDSでは肺内のheterogeneityが高く（背側は障害肺/無気肺だが腹側は健常肺），PEEPに対する効果もまちまちである．ある領域の無気肺を改善させる目的のPEEPが一方で健常な肺胞の過伸展を招くことが考えられるために，PEEPといえども一概には有用なわけではない．そのような背景もあり，これまでに報告されている臨床研究では一定の見解は得ら

れていない．重症な呼吸不全であればPEEPの効果が期待できる可能性があり，軽症例では高めのPEEPを推奨する根拠は低いが，より重症な患者では高めのPEEPが推奨される結果となる．

しかしながら，2000年代に行われてきた臨床研究[9,10]にはさまざまな限界点が含まれている．おおむねまとめると以下のような問題点が指摘できる．
①気道内圧のモニタリングが主体であり，実際に肺胞にかかる圧の評価ができていない
②鎮静して呼吸ドライブを低下させていた以前の呼吸管理ではなく，近年の自発呼吸を温存した呼吸管理が主体となっている点が考慮されていない
③患者の病態に合わせたPEEP設定が評価されていない

これらの問題点を解決するkey wordとして，「P-SILI」，「経肺圧/駆動圧」，「ベストPEEP」が挙げられる．これらの用語を理解せずに近年の肺保護戦略は実践できない．次項ではこれらのkey wordの理解を深めつつ，近年において知っておくべき肺保護戦略の実際について解説を行う．

3. 知っておくべき肺保護戦略の実際

P-SILI

2000年代までの人工呼吸管理といえば鎮静をしっかりと行い，呼吸ドライブが極力少なくなるような人工呼吸管理が主流であり，患者の強い自発呼吸は鎮静薬によりかき消されてきた時代であった．2010年に無鎮静による人工呼吸管理が人工呼吸装着期間を短くしたという研究[11]がLancetに報告されて以来，多くのICUで急性呼吸不全患者においても無鎮静による人工呼吸管理が取り入れられるようになってきた．しかしながら，自発呼吸を温存した呼吸管理である無鎮静もしくは浅鎮静管理において，急性呼吸不全患者ではさまざまな換気応答が起こり，陽圧呼吸に加えて自発呼吸による陰圧呼吸が加わることにより，必要以上の1回換気量が肺胞に取り入れられてしまうことが多くなることから，必然的にVILIが生じやすい状況に

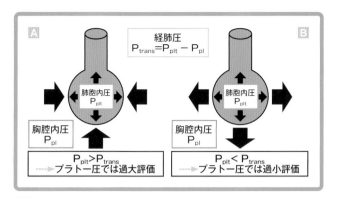

図2 肺胞内圧（プラトー圧）と胸腔内圧／経肺圧の関係
A：胸腔が陽圧
B：胸腔が陰圧

なった．陽圧呼吸の有無にかかわらず，このような自発呼吸に伴う肺障害のことをpatient self-inflicted lung injury（P-SILI）と呼ぶようになり[12]，近年の自発呼吸温存人工呼吸管理を行う時代では非常に重要な概念となっている．

P-SILIが生じる要因はさまざまである．急性呼吸不全患者でよく認められる低酸素血症，高二酸化炭素血症，死腔増加，代謝性アシドーシスなどがあると安全域を超えた大きな呼吸が生じる．また，不安や疼痛，発熱などによっても呼吸数増加，1回換気量増加を伴う呼吸を呈することがある．それらが複合的に合わさってP-SILIを生じるような大きな呼吸につながってしまう．

このようなP-SILIは自発呼吸が生じていればどのような状況でも懸念されることになるが，自発呼吸のすべてが害というわけではない．自発呼吸により横隔膜背側の横隔膜が収縮し急性呼吸不全患者でよく生じる背側無気肺が改善されることにより，横隔膜の萎縮が起こりにくくなるというメリットがある．自発呼吸にはメリットもデメリットもあるため，どの程度の自発呼吸が害となるのかをモニタリングすることが重要である．そこで出てくる概念が経肺圧（transpulmonary pressure）である．

経肺圧／駆動圧

人工呼吸管理において経肺圧という概念が出てきたのはこの10年前後である．プラトー圧という言葉を聞いたことがある医療従事者は多いと思うが，経肺圧および駆動圧という言葉を聞き慣れている医療従事者はそう多くはない

と思われる．まだまだ捉えにくい概念と思われがちであるが，プラトー圧で考える時代はもう過ぎ去ってしまい，人工呼吸管理を行ううえではこの経肺圧／駆動圧の概念は切っても切り離せない時代になってしまったことをまずは認識する必要がある．

では，経肺圧の概念からまずは説明しよう．肺胞を風船に例えて説明する．風船を膨らませるためには風船の中に空気を入れていくわけであるが，風船が膨らむためには中からの力だけでなく風船の外の環境も重要である．風船が膨らむのと逆方向の力が風船の外から加わっていたとすると，風船を膨らませようとする中からの力がかき消されてしまい，実際に風船にかかる力は減弱する（図2A）．つまり，結果的には風船の中からの力よりも弱い力が風船に加わっていることになる．逆に，風船を引っ張る方向に外部から力が加わっていたとすれば，風船の中からの力以上に風船を広げようとする力が加わっていることになり，風船の中からの力以上に風船に力が加わっていることになる（図2B）．この風船＝肺胞に実際にかかる力のことを経肺圧と呼んでおり，肺の外，つまりは胸腔や胸郭，横隔膜下の状態や自発呼吸の状態によってプラトー圧との大小が大きく変化する．そのため，プラトー圧だけでは実際に肺胞にかかるストレスを表現することが困難であり，肺合併症の評価としては不十分と言わざるを得ないのである．

後述するが，経肺圧のモニタリングは以前よりは測定しやすくなった印象であるが，まだまだ一般的なプラクティスとはいえない．よって，プラトー圧の評価自体が無駄になったわけではなく，経肺圧を意識したプラトー圧の評価が重要である．しかし，以下に示すようにプラトー圧では経肺圧を過小評価してしまう場合と過大評価してしまう場合があることに留意が必要である．

プラトー圧では経肺圧を過大評価してしまう場合

強い自発呼吸がないという状況下において，胸腔内から肺胞に向かう力，たとえば胸水や肥満，イレウスなどの腹腔内圧上昇をきたす疾患などを認める場合にプラトー圧よりも経肺圧のほうが低くなることが多い（図2A）．もちろん，胸水が貯留しやすいのは仰臥位であれば背側であり，

背側の肺胞には上記のような現象が起こるが，腹側のほうは逆に肺胞にはプラトー圧と同じくらいの圧がかかることも想定される．胸郭全体のコンプライアンスが低下しているような状況であれば腹側背側の区別は必要ないかもしれないが，腹腔内圧上昇の際の肺尖側に加わる圧なども同じ問題を抱えることになるため，あくまでも理論的に考えればという点に留意していただきたい．

プラトー圧では経肺圧を過小評価してしまう場合

　肺胞の中からだけでなく，外からも肺胞を広げようとする力が加わっている場合に，プラトー圧では経肺圧を過小評価してしまうことになる（図2B）．具体的には自発呼吸が強い場合がこちらに該当する．胸腔内圧も経肺圧に影響を及ぼすため（肺胞を潰す方向に力が加わる），胸水や肥満，イレウスなどの胸腔内圧が上昇する状態にさらに自発呼吸が加わった際には力の足し算引き算が起こり，一概には経肺圧のほうがプラトー圧よりも高くなるとはいえないが，強い自発呼吸はプラトー圧では経肺圧を過小評価することにつながる可能性がある．このような場合は，プラトー圧だけのモニタリングでは肺障害が助長されてしまう可能性があるために注意を要する．

　上記の解説のように，プラトー圧だけでは実際に肺胞にかかるストレスを評価することは困難であり，可能であれば経肺圧をモニタリングすることが重要である．

経肺圧のモニタリング方法

　経肺圧とは単純に考えると肺胞内圧から胸腔内圧を引いた値であり，胸腔内圧の測定が必要である．しかし，胸腔内圧を直接測定することは困難であるため，その代用となるものとして食道内圧が用いられている．食道と胸腔は接しているため，食道内圧をモニタリングすれば胸腔内圧のモニタリングが可能であるという概念に基づいている．しかしながら，肺胞にかかる圧は部位によってさまざまであり，腹側と背側，肺尖と横隔膜周囲，そして病的肺と健常肺，それぞれにかかる圧は一様ではない．よって，食道内圧とプラトー圧を測定できたとしても，それぞれの肺胞における正確な経肺圧を測定できているとは限らないことに

注意が必要である．経肺圧を考慮に入れた管理の実際に関してはさらに踏み込んだ考え方が必要であり，本稿では解説しきれない．また，臨床研究においても経肺圧モニタリングによる予後改善が示されているわけではないことも念頭に置いておかなければならない．実際のモニタリング方法や注意点などに関してはさまざまな書籍で解説されていることから，本稿では割愛し，基本的な概念の習得に注力したいと思う．

駆動圧

　先に記述したとおり，理想的には経肺圧のモニタリングが重要である．しかしながら，食道内圧測定というややハードルが高いモニタリングが必要であり，本邦においても測定できる施設は多いとはいえないのが現状である．そのような状況においてもプラトー圧よりもより肺保護的であり，特別なモニタリングが必要ない目標圧として駆動圧がある．これは実際に肺胞を広げるのにどれくらいの圧を加えているかという圧であり，プラトー圧とPEEPの差で計算できる．簡便に計算できるため，プラトー圧に加えて駆動圧をモニタリングすることが有用である．肺保護戦略の介入を行った複数のRCTを統合して再解析した結果，駆動圧を15 cmH_2O 以下に保つことで予後改善に寄与したとの報告[13]もあり，一般的な呼吸管理目標としてはプラトー圧に加えて考慮すべきである．

ベストPEEP

　PEEPは肺リクルートおよび酸素化改善において重要な力を発揮する．先に解説したとおり，無気肺はVILIをきたす要因の1つでもあり，リクルートできる肺胞はリクルートしておいたほうがよい．無気肺が改善されることにより肺コンプライアンスも改善することから酸素化改善，無気肺改善によるVILI予防だけでなく，必要な圧較差が減少するという利点もある．一方で，過剰なPEEPは肺胞障害をきたすだけでなく，肺コンプライアンス低下，酸素化低下，循環不全に至ることもあるために避けなければならない．この考え方は圧容量曲線をみれば理解できる．図3に

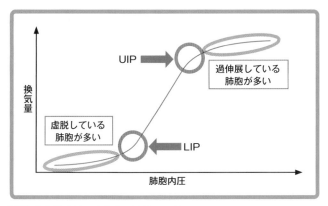

図3 圧容量曲線の変曲点と肺胞の関係
LIP：lower inflection point, UIP：upper inflection point

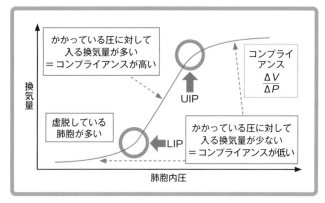

図4 圧容量曲線とコンプライアンスの関係
LIP：lower inflection point, UIP：upper inflection point

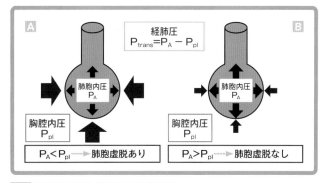

図5 経肺圧が肺胞虚脱に与える影響
A：肺胞内圧＜胸腔内圧
B：肺胞内圧＞胸腔内圧

示したように圧容量曲線では2つの変曲点が認められる．最初の変曲点は圧を徐々に加えていくことによって肺胞が開き出す点であり，lower inflection point（LIP）と呼ばれる．また，次の変曲点はその後に圧を加えていくことによって順調に入っていた換気量が減少していく点であり，upper inflection point（UIP）と呼ばれる．LIPは無気肺改善のための最低限のPEEPであり，UIPは肺障害予防のための最大値といった理解でよい．PEEPはこのLIPとUIPの間で設定されるべきであり，その値の間により「適度」なPEEPが存在し，その決定方法に注目が寄せられることになる．

　ベストPEEPを求めることは実はそう簡単ではない．これまでにさまざまな方法が考案されてきたが，現在の主流としてはベストコンプライアンス法と呼気経肺圧モニタリング法の2つであると思われる．

ベストコンプライアンス法

　コンプライアンスとは圧変化に比してどれくらいの換気量が変化したか，という指標である．同じ圧を加えても入る容量が減少してきたらコンプライアンスが低下しているということを表している．このコンプライアンスの概念を用いて，最もよいコンプライアンスを示す際のPEEPが最適であるという考え方である．PEEPを加えていけば無気肺が解消され，肺胞が開放することによりコンプライアンスが改善する．一方で，PEEPが必要以上に上昇すると肺胞の過伸展が起こり，逆にコンプライアンスが低下することになる．よって，PEEPを上昇させていった際にコンプアイアンスが一番よい値を示すPEEPがべ

ストPEEPということになる（図4）．圧換気量曲線でいえばよりUIPに近い側のベストPEEPを設定していることになる．その際，過膨張をきたしている肺胞がある可能性があり，合併症には注意を要する．そのような注意点などもあるが，簡便に実施できるという点では有用性が高いと考えられる．

呼気経肺圧モニタリング法

　肺胞が呼気終末に潰れてしまうことにより肺胞障害および酸素化低下が起こる．よって，呼気終末に肺胞が虚脱しないように管理することがベストPEEP設定につながる．呼気終末の経肺圧をモニタリングし，その値が負にならないように管理すれば，理論上は肺胞が虚脱していないことになる（図5）．その理論を用いたベストPEEP設定方法が経肺圧によるモニタリング方法である．しかし，この方法は経肺圧測定という一般的に実施することが容易ではない方法を用いることと，食道内圧を用いた経肺圧測定が必ず

しも正確ではない（肺全体の経肺圧をモニタリングできていない）ことから，あくまでも参考の1つとして捉えるほうが無難である．これまでの臨床研究でも複数のRCT[14, 15]で検証されているものの，その有用性について結論がついてないのが実情であり，さまざまなベストPEEP決定方法の1つであるという認識がやはりよさそうである．

　以上解説したとおり，実はベストPEEP決定はいうほど簡単ではない．この方法がベストという方法がいまだ存在しないというのが事実である．上記で解説したことや酸素化改善の程度，合併症の1つである循環不全の程度などを加味して総合的に決めることが必要であり，玄人芸の1つと考えてもよいかもしれない．

　そのような混沌としたベストPEEP決定の世界であるが，一筋の兆しも見えている．まだまだ一般的に利用可能なわけではないが，近年注目されているベストPEEP決定法の1つが可視化電気インピーダンス・トモグラフィ（electrical impedance tomography；EIT）である．含気のある肺とない肺のインピーダンスの違いを利用して換気されている肺をリアルタイムにモニタリングする方法である．以前より欧米でその有用性について報告がされてきていたが[16]，近年になり本邦でも臨床利用ができるようになり注目されつつある．しかし，これは本邦でも利用できる施設が限られているために参考程度に知っておけばよく，本稿の目的とそぐわないために詳細は割愛する．

おわりに

　本稿では，近年の肺保護戦略に必要な経肺圧やベストPEEP設定の基本的概念について解説した．ここで解説したことはほんの基本であり，実際はこれらの基礎知識を応用させて臨床に適用することになる．よって，ここでの解説がベストではないことは留意する必要がある．あくまでも理解しやすいような解説に徹した．より深い理解が必要であり，その際には成書を参考にすることをお勧めする．本稿が肺保護換気に必要な基礎知識の習得に寄与すれば幸いである．

参考・引用文献

1) Egi M, Ogura H, Yatabe T, *et al.*: The Japanese Clinical Practice Guidelines for Management of Sepsis and Septic Shock 2020 (J-SSCG 2020). *J Intensive Care*, 9: 53, 2021.

2) Tasaka S, Ohshimo S, Takeuchi M, *et al.*: ARDS Clinical Practice Guideline 2021. *J Intensive Care*, 10: 32, 2022.

3) Evans L, Rhodes A, Alhazzani W, *et al.*: Surviving sepsis campaign: international guidelines for management of sepsisand septic shock 2021. *Intensive Care Med*, 47: 1181-1247, 2021.

4) Acute Respiratory Distress Syndrome Network: Ventilation with lower tidal volumes as compared with traditional tidal volumes for acute lung injury and the acute respiratory distress syndrome. *N Engl J Med*, 342: 1301-1308, 2000.

5) 日本呼吸ケア教育研究会（編），安田英人・山田紀昭・鵜澤吉宏：WEB動画で学ぶ人工呼吸管理 基礎がわかれば実践できる．金方堂，2020.

6) Petrucci N, & De Feo C: Lung protective ventilation strategy for the acute respiratory distress syndrome. *Cochrane Database Syst Rev*, 2013: CD003844, 2013.

7) Meade MO, Cook DJ, Guyatt GH, *et al.*: Ventilation strategy using low tidal volumes, recruitment maneuvers, and high positive end-expiratory pressure for acute lung injury and acute respiratory distress syndrome: a randomized controlled trial. *JAMA*, 299: 637-645, 2008.

8) Brower RG, Lanken PN, MacIntyre N, *et al.*: Higher versus lower positive end-expiratory pressures in patients with the acute respiratory distress syndrome. *N Engl J Med*, 351: 327-336, 2004.

9) Brochard L, Roudot-Thoraval F, Roupie E, *et al.*: Tidal volume reduction for prevention of ventilator-induced lung injury in acute respiratory distress syndrome. The Multicenter Trail Group on Tidal Volume reduction in ARDS. *Am J Respir Crit Care Med*, 158: 1831-1838, 1998.

10) Villar J, Kacmarek RM, Pérez-Méndez L, *et al.*: A high positive end-expiratory pressure, low tidal volume ventilatory strategy improves outcome in persistent acute respiratory distress syndrome: a randomized, controlled trial. *Crit Care Med*, 34: 1311-1318, 2006.

11) Strøm T, Martinussen T, & Toft P: A protocol of no sedation for critically ill patients receiving mechanical ventilation: a randomised trial. *Lancet*, 375: 475-480, 2010.

12) Brochard L, Slutsky A, & Pesenti A: Mechanical Ventilation to Minimize Progression of Lung Injury in Acute Respiratory Failure. *Am J Respir Crit Care Med*, 195: 438-442, 2017.

13) Amato MB, Meade MO, Slutsky AS, *et al.*: Driving pressure and survival in the acute respiratory distress syndrome. *N Engl J Med*, 372: 747-755, 2015.

14) Talmor D, Sarge T, Malhotra A, *et al.*: Mechanical ventilation guided by esophageal pressure in acute lung injury. *N Engl J*

Med, 359: 2095-2104, 2008.

15) Beitler JR, Sarge T, Banner-Goodspeed VM, *et al.*: Effect of Titrating Positive End-Expiratory Pressure (PEEP) With an Esophageal Pressure-Guided Strategy vs an Empirical High PEEP-Fio2 Strategy on Death and Days Free From Mechanical Ventilation Among Patients With Acute Respiratory Distress Syndrome: A Randomized Clinical Trial. *JAMA*, 321: 846-857, 2019.

16) Zhao Z, Chang MY, Chang MY, *et al.*: Positive end-expiratory pressure titration with electrical impedance tomography and pressure-volume curve in severe acute respiratory distress syndrome. *Ann Intensive Care*, 9: 7, 2019.

Profile

安田英人（やすだ ひでと）
自治医科大学附属さいたま医療センター 救急科 助教
慶應義塾大学 医学部 卒業．2006年 武蔵野赤十字病院 初期研修医．2008年 同病院 救命救急センター勤務．2013年 亀田総合病院 集中治療科を経て，2020年より現職．

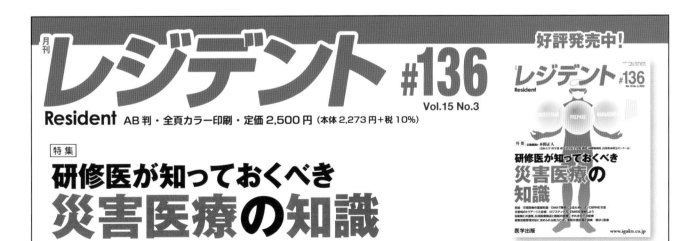

7

栄養療法の
ポイント

矢田部智昭

公立西知多総合病院 救急診療センター 部長

Point ① 敗血症患者における栄養療法の開始時期と投与ルートについて説明できる.

Point ② 敗血症患者における最適なエネルギー投与量と蛋白質投与量について説明できる.

Point ③ 敗血症患者における栄養投与量と増量のタイミングについて説明できる.

Point ④ 敗血症患者における血糖管理について説明できる.

はじめに

経口摂取などで生命維持に必要な栄養素を摂取することはすべての生物にとって必要不可欠である. そして, 手術や敗血症など重篤な病態に陥ると, 栄養障害が急速に進行し, 生命予後だけではなく, 機能的な予後に影響を与える. そのため, ガイドラインにおいても, 「適切な栄養アセスメントを行い, 栄養状態を維持・改善するための方策を講じることが医療の基本である」と述べられており[1), 集中治療においても栄養療法は重要な治療の1つである. 本稿では敗血症患者における栄養療法について血糖管理も含めて解説する.

1. 栄養療法をいつ・どのルートから始めるか？

> **症例：50歳女性**
>
> 〔主訴〕意識障害
> 〔既往歴〕特記事項なし
> 〔現病歴〕身長157 cm, 体重55 kg, BMI＝22.3 kg/m². 前日昼より具合が悪く頻回の嘔吐をしていた. 朝から意識レベルの低下, 失禁を認めて前医に救急搬送された. 前医搬送時, 意識レベルGCS 5 E3V1M1, 体温40.3℃, 心拍数140回/分, 血圧178/93 mmHgであった. CTでは気腫性腎を認めた. メロペネム1 g投与後, 当院に転院搬送となった.
> 〔当院到着時現症〕呼吸32回/分, SpO₂ 92%（リザーバーマスク10 L/分）, 血圧103/66 mmHg, 脈拍123回/分, 体温38.2℃, 末梢は冷感著明, 意識レベルGCS 12（E3V3M6）であり, 気腫性腎盂腎炎に伴う敗血症の診断で集中治療室に入室した.
> 〔集中治療室入室後〕酸素化不良に対して気管挿管のうえ, 人工呼吸管理を開始した. 循環管理は, 十分な初期輸液とノルアドレナリン0.12 μg/kg/分の投与で90/55 mmHgと安定し, 乳酸値は来院時に

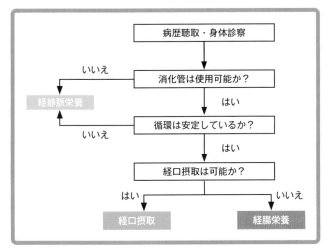

図1 栄養療法開始までのフローチャート

栄養療法も病歴聴取と身体診察が必要である．直近で経口摂取が可能であったか，糖尿病の有無とそのコントロールの程度，身体活動の状況などを知ることは，栄養療法，血糖管理，リハビリテーションを行ううえで重要な情報となる．たとえば，経口摂取がしばらくできていなかった患者ではリフィーディング症候群を起こす可能性があり，栄養療法を開始する際に注意を要する．

> 8.1 mmol/L であったが，現在は 1.9 mmol/L と低下した．経胸壁心臓超音波検査では心収縮力は保たれていた．

　この症例のように敗血症患者が集中治療室に入室し，初期蘇生が一段落した状況で，栄養療法を行う場合，経腸栄養と経静脈栄養のどちらを優先し，いつから始めたらよいのだろうか．経腸栄養は腸管機能と腸内細菌叢を正常に保ち，腸管透過性亢進の抑制，免疫防御機構の維持，炎症反応の抑制など経静脈栄養と比較して生理的な利点がある[2,3]．経腸栄養と経静脈栄養では，死亡に関して両群で差は認めないものの，感染症の発生に関しては経腸栄養で有意に少なくなる[2,4]．このような理由から，さまざまなガイドラインにおいて，敗血症を含む重症患者に経腸栄養を経静脈栄養より優先することが推奨されている[2-4]．一般病棟では経口摂取が可能な患者は経口摂取が選択されているのと同様，集中治療室においても「腸が使える」患者では腸を使うようにする（図1）．

　それでは，いつから経腸栄養を開始したらよいだろうか．『日本版敗血症診療ガイドライン2020（J-SSCG2020）』では，敗血症患者に対して重症病態への治療開始後24～48時間以内に経腸栄養を行うことを推奨している[2]．これは，48時間以内の早期に経腸栄養を開始した群と，それ以降に経腸栄養を開始した群を比較するメタ解析において，死亡や肺炎の減少効果が早期に経腸栄養を行う群でより期待できるという結果に基づいている．一方，『国際敗血症ガイドライン（SSCG2021）』では，72時間以内に経腸栄養を開始することを推奨している[3]．ただ，この推奨の根拠となっているメタ解析に含まれるランダム化比較試験（randomized cintrolled trial；RCT）の早期経腸栄養群は48時間以内に開始されており，なぜ，72時間以内となったかに関する明確な理由は不明である[5]．いずれにしても，経腸栄養を開始できる準備が整ったら早期に開始することが望ましい．

2. 循環動態が不安定な患者に経腸栄養を使用してもよいか？

　では，先ほどの症例の集中治療室入室後の経過が以下の場合はどうしたらよいだろうか．

> **症例（つづき）**
>
> 〔集中治療室〕入室後：酸素化不良に対して気管挿管のうえ，人工呼吸管理を開始した．循環管理は，十分な初期輸液とノルアドレナリン0.25μg/kg/分の投与下でも70/48 mmHgと安定せず，ノルアドレナリンの投与量も増えている．また，乳酸値も5.2 mmol/Lと入院時の8.1 mmol/Lよりは低下したが，まだ高値である．

　経腸栄養をできるだけ早期に開始したいが，循環動態が不安定な患者に投与してもよいのだろうか．経腸栄養を投与すると消化管での酸素需要は増大するが，循環動態が不安定な患者では，心拍出量が低下しており，消化管の酸素需要に見合うだけの血流の増加が困難である．消化管，とくに小腸は低灌流や低酸素に対して弱く，非閉塞性腸間膜虚血の誘因となる危険性がある[6]．非閉塞性腸間膜虚血は発症すると死亡率が50～80％との報告もあり[4]，循環動態が不安定な患者に対する経腸栄養の投与は慎重に判断する必要がある．J-SSCG2020では，循環動態が不安定な敗血症性

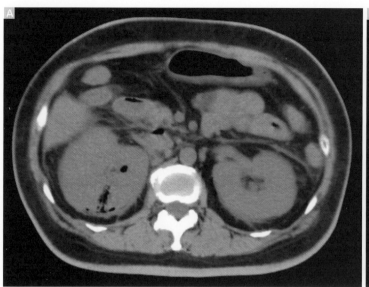
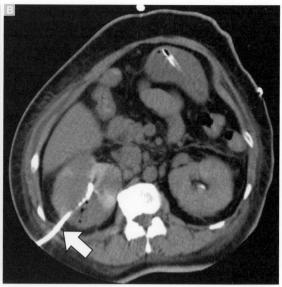

当院到着時の単純CT

経皮的ドレナージ時のCT

図2 症例
A：右腎は腫大し，内部に境界不明瞭なガス像を認め，一部線状を呈し腎実質に及んでいる．周囲に明らかな液体貯留を認めない．
B：側臥位で撮像したCT画像を回転してある．白の矢印はドレナージチューブを示す．

ショックの患者においては経腸栄養を行わないことを推奨している[2]．この推奨のもとになったRCTの事後解析では，経腸栄養の使用に加えて，高い重症度，ドブタミンの使用，貧血が腸管虚血の危険因子と報告している[6]．一方で，中央値で0.2 μg/kg/分のノルアドレナリンを必要とするショックの患者で，48時間以内に経腸栄養を開始した群とそれ以降に開始した群を比較した多施設前向き観察研究では，60日死亡率に差がなく，安全性にも差がなかったとしている[7]．したがって，循環作動薬を必要とするすべての患者で経腸栄養を控える必要はないだろう．たとえば，ノルアドレナリンを0.2 μg/kg/分で使用していても血圧が安定しており，徐々にその投与量を減らすことができている患者では経腸栄養を慎重に開始できるかもしれない．一方で，0.1 μg/kg/分であったノルアドレナリンを血圧が上昇せずに0.2 μg/kg/分まで増量してきた患者では，経腸栄養の開始は控えたほうがよいだろう．これは経腸栄養を開始した後でも同様であり，いったん安定していた循環動態が不安定になり，循環作動薬が再開になる，あるいは増量になる場合には，経腸栄養の中止や減量を考慮する必要がある．この症例は，ノルアドレナリンがまだ増量している段階であり，経腸栄養の開始は控えたほうがよいといえる．

3. エネルギーはどの程度投与するか？

症例（つづき）

メロペネム3 g/日で治療を行っていたが，ICU入室3日目にCRPが48 mg/dLまで上昇したため，経皮的ドレナージを施行した（図2）．4日目にはCRPが30 mg/dLに低下し，5日目にノルアドレナリンも終了することができた．

まず投与エネルギーを設定するにあたり，患者の消費エネルギー量を推測する必要がある．人工呼吸中の重症患者においては間接熱量計を用いた消費エネルギー量の測定が推奨されている[4, 8]．間接熱量計は，酸素消費量と二酸化炭素産生量から消費エネルギー量，呼吸商を算出することができる．呼吸商からはエネルギー基質として炭水化物，蛋白，脂肪のいずれが主に利用されているかを推測することも可能である（図3）．しかし，間接熱量計を利用できる状況は限られているため，間接熱量計による測定ができない場合，Harris-Benedictの式などの推算式や25～30 kcal/kg/日の簡易式による推定を行う[4, 8]．ただ，間接熱

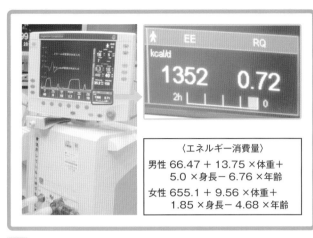

図3 間接熱量計と Harris-Benedict の式

間接熱量計の一例を示す．酸素消費量と二酸化炭素産生量を測定し，Weir の公式（〔3.941×酸素消費量＋1.11×二酸化炭素産生量〕×1.44）から消費エネルギー量を算出する．呼吸商は二酸化炭素産生量を酸素消費量で除することで算出できる．間接熱量計が利用できない場合は，エネルギー消費量を枠内に示した Harris-Benedict の式から推定するか，25～30 kcal/kg/ 日の簡易式で推定する．

〈エネルギー消費量〉
男性 66.47 ＋ 13.75 ×体重＋
　　 5.0 ×身長－ 6.76 ×年齢
女性 655.1 ＋ 9.56 ×体重＋
　　 1.85 ×身長－ 4.68 ×年齢

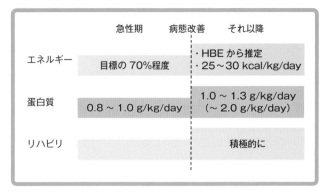

図4 栄養療法とタイミング

エネルギー，蛋白質投与の目標値は急性期とそれ以降で異なってくる．おおむね集中治療室入室から1週間程度を急性期とするが，個々の患者で実際は異なり，病態が改善したと思われるときが目標を変えるタイミングとなる．
HBE：Harris-Benedict の式

量計による測定と比較して，集中治療患者では推算式による消費エネルギー量の正確な推定は困難であり，過剰栄養や過小栄養に注意が必要である[8]．

　では，推算された消費エネルギー量と同量を患者に投与すればよいだろうか．J-SSCG2020 では，治療開始初期では経腸栄養は消費エネルギーよりも少なく投与することを推奨している[2]．急性期の過剰栄養には高血糖，酸化ストレスやオートファジー障害などの害が考えられており[2]，ICU 入室から1週間は推算した消費エネルギー量の70％以下くらいが目安になる[8]．一方で，消費エネルギー量と投与エネルギー量の差である「エネルギー負債」が累積して増加するほど，予後が悪化することが報告されている．そのため，漫然と消費エネルギー量よりも少ないエネルギー投与量とすることも害となる．J-SSCG2020 では，病態が急性期を乗り越えた場合，あるいは1週間を超えた時期からは，必要エネルギー量を満たす投与量が必要であると考えられるとしている[2]．たとえば，インフルエンザに罹患し，高熱が出ているときに人は食欲が旺盛ではないだろう．しかし，解熱傾向になり体が楽になってくると空腹感が出てきて食欲も徐々に戻ってくる．これは敗血症患者でも同様であると考えられる．どの時期が「急性を乗り越えた」と判断する明確な指標はないが，炎症反応がピークを越える，循環作動薬の投与量を下げることができている，患者が楽になってきたと表現した場合などさまざまな情報から，栄養量を増やす

タイミングを見きわめることが重要である．最近の研究で，SOFA（Sequential Organ Failure Assessment）スコアが増加しているなかでの多量のエネルギー投与は死亡率と関連することが示唆されており[9]，SOFA スコアが減少に転じるタイミングも参考になるのかもしれない．

　では，この患者の場合，どうだろうか．

症例（つづき）

消費エネルギー量は簡易式では 1375 ～ 1650 kcal/ 日，Harris-Benedict の式では 1237 kcal/ 日と推算される．

　入室初期はこの70％以下が目標となるため，おおむね 900 kcal/ 日となる．経皮的ドレナージを行った後，炎症反応もピークアウトし，循環作動薬も終了することができており，ICU 入室5日目あたりからは 1300 ～ 1600 kcal/ 日を目標に転じてもよいだろう（図4）．

4. 経腸栄養を行っている患者で目標カロリーを十分に投与できない場合にはどうするか？

症例（つづき）

初期蘇生終了後より 1.5 kcal/mL の経腸栄養製剤を

> 10 mL/時（360 kcal/日）で開始し，段階的に増量をし，5日目には25 mL/時（900 kcal/日）とした．しかし，嘔吐や胃内残留物の過多のためにこれ以上の増量が難しい．

経腸栄養の開始後に，嘔吐，腹痛，胃内残留物過多，腹部膨満，下痢などの消化器症状が出現して，経腸栄養剤を十分に投与できない状況を腸管不耐性という[2]．この患者では，900 kcal/日まで増量することができ，入室初期の目標カロリーには到達しているが，状態も改善したため1300〜1600 kcal/日を投与したい．しかし，腸管不耐性をきたしており，これ以上の増量を今すぐに行うことは難しい．経腸栄養だけで十分なカロリーを投与できない場合に，補足的に経静脈栄養を行うことをJ-SSCG2020では推奨している[2]．前述のように「エネルギー負債」が増加することの悪影響は複数の観察研究で示されており，経腸栄養だけで栄養不足が長期化した場合に，経静脈栄養を行うこと自体に議論の余地はないが，至適な開始のタイミングが明らかではない[8]．以前は経腸栄養だけでカロリーが不足する患者に対する早期からの経静脈栄養が推奨されていた．しかし，2011年に発表された大規模RCTで，48時間以内の早期に経静脈栄養を追加する群に比して，1週間後から経静脈栄養を追加する群で，ICU滞在日数が短く，感染症発生率や2日以上の人工呼吸器を使用した患者の割合が低いことが報告された[10]．実際，J-SSCG2020におけるメタ解析の結果でも，血流感染，尿路感染，腹部感染は経静脈栄養を併用する群で増加する可能性が示唆されている[2]．J-SSCG2020では併用開始の時期に関する記載はないが，米国のガイドラインでは，ICU入室後7日までは経静脈栄養を併用しないことを推奨し[11]，欧州のガイドラインにおいては，最初の1週間は経静脈栄養を開始することの益と害を個々の患者ごとに十分に検討して行うとし，最適なタイミングとして4〜7日を提示している[8]．したがって，この患者では，経腸栄養のみでは不足する400〜700 kcalを末梢静脈栄養輸液製剤などで補ってもよいだろう．

5. 蛋白質の投与量はどの程度にするか？

ここまでエネルギー投与量について考えてきたが，蛋白質の投与量はどうしたらよいだろうか．蛋白質は筋肉をはじめとする体蛋白の維持に必要なだけでなく，代謝に必要な各種アミノ酸の供給源としても重要な役割を担っている[2]．重症患者では，最大で1 kg/日の筋肉の減少が起こり[8]，退院後の生活の質に重要な影響をきたすため，十分な蛋白質の投与が必要と考えられる．一方で，急性期の過剰なアミノ酸の投与は，オートファジーを障害するなどの有害事象との関連も指摘されている[2]．J-SSCG2020では，本邦の急性期の蛋白投与量が1 g/kg/日未満であることから1 g/kg/日未満とそれ以上の群に分けてメタ解析を実施した．その結果，1 g/kg/日以上を投与しても死亡率，人工呼吸期間，在院日数，身体機能などにも明確な益がないため，急性期に1 g/kg/日未満の蛋白質投与を行うことを推奨している[2]．ただし，エネルギー投与量と同様で漫然と少ない投与量を目指すべきではなく，**蛋白質の投与も増量のタイミングが重要**と考えられる．実際，後方視研究ではあるが，入室から7日間，0.8 g/kg/日未満または0.8 g/kg/日以上を投与した群よりも最初の3日間は0.8 g/kg/日未満とし，それ以降を0.8 g/kg/日以上とした群が最も生存率がよかったと報告している[12]．別の大規模データベースを用いた研究でも，入室4日目以降に0.8〜1.2 g/kg/日の蛋白質を摂取することが最も良好な予後と関連していたとしている[13]．欧州のガイドラインでも「段階的」に増量を行い1.3 g/kg/日の蛋白質の投与を行うことを推奨している[8]．このガイドラインでは蛋白質の投与とともに運動を行うことで，栄養療法の益を向上させる可能性についても言及している[8]．最近のRCTにおいて，重症患者で蛋白質を増量しただけでは筋肉量に差はなかったが，蛋白質を増量し，電気刺激を用いた早期リハビリテーションを併用すると筋肉量に差が出ることが報告されている[14]．

したがって，この患者では4日目までは44 g/日程度の蛋白量として5日目以降は66 g/日を目標に増量し，リハビリテーションも積極的に行っていくのがよいだろう．ただ，この患者では嘔吐のため経腸栄養の増量が難しく

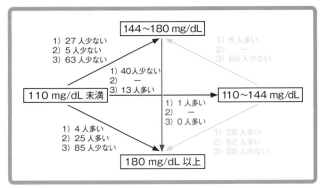

図5 J-SSCG2020における目標血糖値の推奨（文献[2]を参考に筆者作成）
J-SSCG2020における目標血糖値の推奨は「110 mg/dL未満」「110～144 mg/dL」「144～180 mg/dL」「180 mg/dL以上」の4群に目標血糖値帯を分けて行ったネットワークメタ解析の結果に基づいている。図は各群間における1000人あたりの絶対効果について1) 死亡，2) 感染，3) 低血糖についてそれぞれ示している。たとえば，左上の「110 mg/dL未満」と「144～180 mg/dL」の比較においては，「110 mg/dL未満」に比べて「144～180 mg/dL」を目標にすることで，死亡は1000人あたり27人少なく，感染症は1000人あたり5人少なく，低血糖は1000人あたり63人少なくなることを示している。

25 mL/時の経腸栄養の投与速度では，製剤にもよるが30 g/日程度の投与に留まってしまうが，末梢静脈栄養輸液製剤を併用することでアミノ酸の投与は可能である。また，蛋白質補給用のパウダーも市販されており，これを用いることで経腸栄養として蛋白投与量を増やすことも可能である。

6. 敗血症患者における目標血糖値は？

> **症例（つづき）**
>
> 5日目に経腸栄養を25 mL/時（900 kcal/日）に増量し，210 kcal/500 mLの末梢静脈栄養輸液製剤を40 mL/時（403 kcal/日）で開始したところ，血糖値が225 mg/dLとなった。

栄養療法と血糖値は密接に関連している。敗血症患者における高血糖は感染症の発生率の増加をきたす危険がある。一方で，インスリンを使用した場合，鎮静されている患者では低血糖症状の発見が困難であり，低血糖による神経予後の悪化の懸念がある。J-SSCG2020では，ネットワークメタ解析を用いて死亡，感染症の減少という益と，低血糖の発生という害のバランスを考慮して，144～180 mg/

dLを目標血糖値とすることを推奨している（図5）[2]。したがって，この患者では180 mg/dL以下となるようにインスリンを開始し，少なくとも4時間ごとに血糖値を確認し，インスリンの投与速度を調整するようにする。インスリンを2～3単位/時以上に増量しても目標血糖値まで低下しない場合，投与エネルギー量が過剰である可能性もある。その場合，全身状態をよく評価し，今が投与エネルギー量や蛋白質を増量すべきタイミングなのかもう一度吟味してもよいだろう。ただし，糖尿病患者でICU入室前の血糖管理が不十分であった場合，目標血糖値が144～180 mg/dLよりは高いほうがよいと考えられている。コントロール不良の糖尿病患者における目標血糖値は明らかではないが，200～220 mg/dL程度がよいのかもしれない。

7. インスリンを投与している患者で経腸栄養を中断するときに注意すべきことは？

> **症例（つづき）**
>
> インスリンを1.5単位/時で投与して血糖値は150 mg/dL程度で安定している。看護師より患者が嘔吐したと連絡があり，いったん，経腸栄養を中止することとした。

経腸栄養を投与している患者が嘔吐した場合，あるいは検査や処置の移動のために経腸栄養を中断することがある。インスリンを持続投与している患者では，経腸栄養を中断する際に，インスリンの中止や減量の指示を忘れると低血糖をきたす危険がある。この患者では，血糖値が安定してるために，いったん，インスリンの持続投与を中止する，あるいはすぐに経腸栄養を再開できないのであれば，末梢静脈栄養輸液製剤の投与速度を上げるなどの対応が必要である（図6）。また，経腸栄養が間欠的投与に切り替わった場合は，持続のインスリン投与からスライディングスケールに切り替えるようにする。

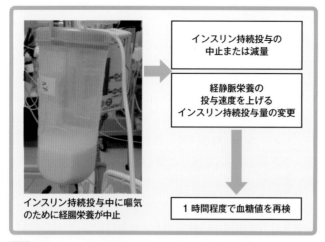

図6 持続インスリン投与中の経腸栄養中断時の対応例
持続インスリン投与中に経腸栄養を中断する場合は，インスリンの投与量にも注意を必要がある．経腸栄養を中断してインスリンがそのままの量で投与された場合，低血糖をきたす可能性がある.

おわりに

　栄養療法は敗血症患者をはじめとする集中治療患者の重要な治療の1つであり，敗血症患者の初期蘇生ができたら，栄養療法をすみやかに開始する．栄養療法はリハビリテーションと合わせて，退院後の生活の質を含む長期的な予後に関与する可能性もある．まだ，最適なエネルギー投与量，蛋白投与量，そして増量するタイミングについてもエビデンスが十分とはいえない．今後，さらなる研究が行われ，敗血症患者における最適な栄養療法が明らかになることを期待したい.

参考・引用文献

1) 日本静脈経腸栄養学会（編）：静脈経腸栄養ガイドライン 第3版. 照林社，pp2-5，2013.

2) 江木盛時・小倉裕司・矢田部智昭ほか：日本版敗血症診療ガイドライン2020特別委員会：日本版敗血症診療ガイドライン2020. 日集中医誌，28：S1-S411，2021.

3) Evans L, Rhodes A, Alhazzani W, *et al.*: Surviving sepsis campaign: international guidelines for management of sepsis and septic shock 2021. *Intensive Care Med*, 47: 1181–1247, 2021.

4) 日本集中治療医学会重症患者の栄養管理ガイドライン作成委員会：日本版重症患者の栄養療法ガイドライン．日集中医誌，23：185-281，2016.

5) Higashibeppu N, Nakamura K, Yatabe T, *et al.*: Is "within 72 h" sufficiently early? *Intensive Care Med*, 48: 251-252, 2022.

6) Piton G, Le Gouge A, Boisramé-Helms J, *et al.*: Factors associated with acute mesenteric ischemia among critically ill ventilated patients with shock: a post hoc analysis of the NUTRIREA2 trial. *Intensive Care Med*, 48: 458-466, 2022.

7) Ortiz-Reyes L, Patel JJ, Jiang X, *et al.*: Early versus delayed enteral nutrition in mechanically ventilated patients with circulatory shock: a nested cohort analysis of an international multicenter, pragmatic clinical trial. *Crit Care*, 26: 173, 2022.

8) Singer P, Blaser AR, Berger MM, *et al.*: ESPEN guideline on clinical nutrition in the intensive care unit. *Clin Nutr*, 38: 48-79, 2019.

9) Peterson SJ, McKeever L, Lateef OB, *et al.*: Combination of High-Calorie Delivery and Organ Failure Increases Mortality Among Patients With Acute Respiratory Distress Syndrome. *Crit Care Med*, 47: 69-75, 2019.

10) Casaer MP, Mesotten D, Hermans G, *et al.*: Early versus late parenteral nutrition in critically ill adults. *N Engl J Med*, 365: 506-517, 2011.

11) Compher C, Bingham AL, McCall M, *et al.*: Guidelines for the provision of nutrition support therapy in the adult critically ill patient: The American Society for Parenteral and Enteral Nutrition. *JPEN J Parenter Enteral Nutr*, 46: 12-41, 2022.

12) Koekkoek WACK, van Setten CHC, Olthof LE, *et al.*: Timing of PROTein INtake and clinical outcomes of adult critically ill patients on prolonged mechanical VENTilation: The PROTINVENT retrospective study. *Clin Nutr*, 38: 883-890, 2019.

13) Hartl WH, Kopper P, Bender A, *et al.*: Protein intake and outcome of critically ill patients: analysis of a large international database using piece-wise exponential additive mixed models. *Crit Care*, 26: 7, 2022.

14) Nakamura K, Nakano H, Naraba H, *et al.*: High protein versus medium protein delivery under equal total energy delivery in critical care: A randomized controlled trial. *Clin Nutr*, 40: 796-803, 2021.

Profile

矢田部智昭（やたべ ともあき）
公立西知多総合病院 救急診療センター 部長
2004年 高知医科大学 医学部 卒業．同年 高知大学医学部附属病院 初期研修医，2006年 高知大学 医学部 麻酔科 入局，2012年 高知大学大学院 修了，2020年 藤田医科大学 医学部 麻酔・侵襲制御医学講座，2021年 公立西知多総合病院 麻酔科・集中治療センターを経て，2022年より現職.

8

急性腎障害と血液浄化療法のポイント

井上悠太郎 [1]，土井研人 [2]

1) 東京大学医学部附属病院 救急・集中治療科
2) 東京大学大学院 医学系研究科 救急・集中治療医学 教授

Point ① 急性腎障害（AKI）の定義とステージを説明できる.

Point ② 敗血症性 AKI や AKI-D の重症度について説明できる.

Point ③ AKI に対する血液浄化療法の適応を説明できる.

Point ④ AKI に対する血液浄化療法の至適導入時期について現時点での知見を説明できる.

はじめに

急性腎障害（acute kidney injury：AKI）は，集中治療患者において発生頻度の高い臓器障害の1つであり，AKI自体の重症度や病状の進展が集中治療患者の予後規定因子であることは広く知られている[1]．これまでの報告ではICUで治療を受ける重症患者において約40%がAKIを発症している[2]．そして，ICUにおいて最も一般的なAKIの原因は敗血症であり，敗血症患者においてAKIは死亡の独立した危険因子である[3]．敗血症患者を治療するにあたってAKIは避けて通れない合併症であり，その診断や治療について習熟しておく必要がある．本稿ではまずAKIと敗血症について概要を述べる．後半では血液浄化療法について，とくに若手医師にとって悩むポイントであろう血液浄化療法導入のタイミングについて最新の知見を交えつつ述べていく．

1．AKIの概要と敗血症

AKIは急性に生じた腎機能の低下を指す用語であり，多彩な原因疾患から引き起こされる症候群である．現在世界的に広く用いられているAKIの診断基準は，2012年にKidney Disease Improving Global Outcomes（KDIGO）が発表したものである（表1）[4]．これは血清クレアチニン値（SCr）と尿量の時間経過により規定され，stage 1 ～ 3 の重症度で示される．この分類では原因疾患は問われず，これはAKIが多様な原因で起こりうることを意味し，臨床医はその原因がなにかを常に追求する必要がある．

また，以前のSCrが基準となることにも留意する必要があり，ベースラインが不明な場合は慢性腎臓病（chronic kidney disease；CKD）の既往歴の検索や，画像検索による腎萎縮の評価などでベースラインを推定することも重要である．

AKI発症のリスク因子についての報告もこれまでになされており，敗血症におけるAKIの発症リスク因子としてCKDの存在，高齢，レニン・アンジオテンシン・アルドステロン系阻害薬の使用などが挙げられている[5]．

AKIの原因は多岐にわたるが，臨床においては腎前性・

表1 KDIGO ガイドラインによる急性腎障害診断基準と重症度分類（文献[4]を参考に作成）

		SCr	尿量
定義	1. Δ SCr > 0.3 mg/dL（48 時間以内）		
	2. SCr の基礎値から 1.5 倍上昇		
	3. 尿量 0.5 mL/kg/ 時以下が 6 時間以上持続		
Stage 1		Δ SCr>0.3 mg/dL or SCr 1.5 ～ 1.9 倍上昇	0.5 mL/kg/ 時 未満 6 時間以上
Stage 2		SCr 2.0 ～ 2.9 倍上昇	0.5 mL/kg/ 時 未満 12 時間以上
Stage 3		SCr 3.0 倍以上の上昇 or SCr > 4.0 mg/dL までの上昇 or 腎代替療法開始	0.3 mL/kg/ 時 未満 24 時間以上 or 12 時間以上の無尿

定義 1 ～ 3 の 1 つを満たせば急性腎障害と診断する．sCre と尿量による重症度分類では重症度の高いほうを採用する．

表2 腎前性，腎性，腎後性に分けた AKI の分類

定義	原因	鑑別診断	治療
腎前性	腎灌流庄の低下	脱水や出血による循環血漿量減少，心不全による心拍出量低下，種々のショック	輸液，輸血，カテコラミン
腎性	腎組織学的障害	薬剤性，敗血症，自己免疫性など	原因薬剤の中止，原疾患治療
腎後性	尿路系の物理的閉塞・狭窄	尿路結石，腫瘍，尿閉など	閉塞・狭窄の解除

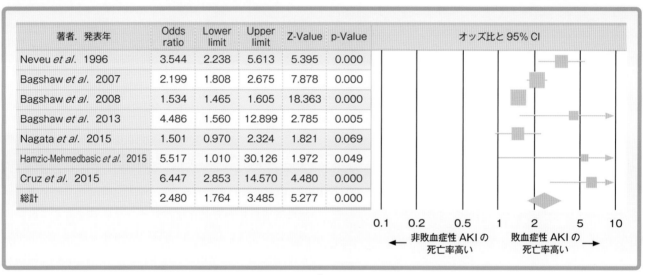

著者，発表年	Odds ratio	Lower limit	Upper limit	Z-Value	p-Value
Neveu *et al.* 1996	3.544	2.238	5.613	5.395	0.000
Bagshaw *et al.* 2007	2.199	1.808	2.675	7.878	0.000
Bagshaw *et al.* 2008	1.534	1.465	1.605	18.363	0.000
Bagshaw *et al.* 2013	4.486	1.560	12.899	2.785	0.005
Nagata *et al.* 2015	1.501	0.970	2.324	1.821	0.069
Hamzic-Mehmedbasic *et al.* 2015	5.517	1.010	30.126	1.972	0.049
Cruz *et al.* 2015	6.447	2.853	14.570	4.480	0.000
総計	2.480	1.764	3.485	5.277	0.000

図1 院内死亡率について敗血症性 AKI と非敗血症性 AKI の比較（文献[5]より引用）

腎性・腎後性の3つの病態に分けて整理されることが多い（**表2**）．腎前性AKIは腎灌流圧の低下によって生じるもので，概念的には腎組織障害を伴わない腎機能低下であり，早期に治療すればすみやかに腎機能が回復する．原因としては脱水や出血に起因する循環血漿量減少性ショック，心原性ショックに代表される各種ショックなどが挙げられる．腎性AKIは腎臓組織学的障害によるものであり，敗血症や薬剤性，自己免疫性などが原因となる．腎後性AKIは腎盂から尿道までの尿路系における物理的閉塞・狭窄が原因となり尿路結石や腫瘍，尿閉などにより生じることが多い．敗血症はこの3分類すべてに関係している．敗血症性AKIには一般的に腎前性と腎性の要素があり，それに

加え尿管結石などによる閉塞性腎盂腎炎から敗血症をきたすケースなどでは，腎後性AKIの要素が絡んでいるためである．すなわち，敗血症においてもAKIの原因検索は重要である．とくに，腎後性AKIの原因を除去することは重要であるため，十分留意する．

本邦のガイドライン[5]においても敗血症性AKIは非敗血症性AKIと区別して対応するべきとされている．敗血症性AKIは非敗血症性AKIと比較してSOFA，APACHE2などの重症度スコアリングでいずれも高値を示しており，多臓器不全を起こし重症度が高い患者が多いことがうかがえる．死亡率の比較でも院内死亡，ICU死亡ともに敗血症性AKIのほうが高い（**図1**）[5]．敗血症性AKIでは重症度

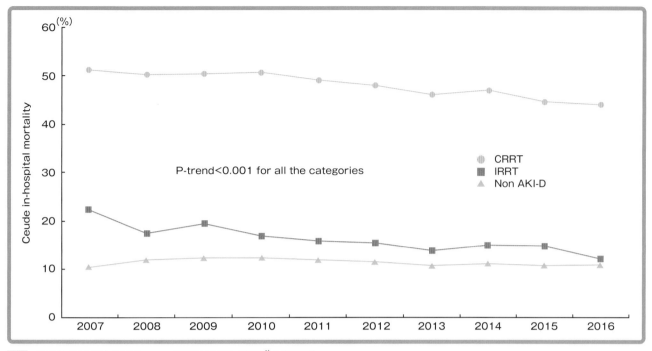

図2 AKI-D（CRRTとIRRT），non AKI-Dの比較（文献[6]より引用）

表3 AKIに対する急性血液浄化療法の絶対適応

	適応
高K血症	心電図異常を伴う，K > 6.0 mEq/L
高Mg血症	神経学的異常を伴う，血清Mg > 8.0 mEq/L
アシデミア	pH < 7.15，メトホルミン使用に関連した乳酸アシドーシス
肺水腫	利尿薬に抵抗性
尿毒症	BUN > 100 mg/dL程度（BUN値単独での適応はない）

に応じてICUへ入室させる必要があり，体液管理，密な循環モニタリングをはじめとした集中治療を行うべきである．

2. AKI-D

　血液透析を要するAKIはdialysis-requiring AKI（AKI-D）と呼ばれ，non AKI-Dと区別される．本邦のDPCデータを用いた研究[6]では，成人ICUにおいて経年的にAKI-Dの死亡率は低下しているものの依然としてnon AKI-Dと比較して高値であることが示されている（図2）．また敗血症を原因としたAKIでは死亡率が50％を超えていたことが報告された．AKI-Dでは，腎臓単一の障害のみならず多臓器不全を呈している症例が多いことがうかがえる．現在，重症患者に対する急性血液浄化療法は本邦で広く行われており，敗血症性ショックに代表される循環不全を呈する患者にも持続血液透析濾過（continuous hemodiafiltration：CHDF）などにより腎不全管理は可能である．その一方で，AKI-Dによる死亡率が依然として高いことを考えると，AKI-Dとは十分に腎不全管理を行っても高い死亡率を示すカテゴリーであると認識する必要があるだろう．

3. AKIに対する 急性血液浄化療法の絶対適応

　重篤な電解質異常や体液過剰，アシドーシスなどを呈するAKIに対しては急性血液浄化療法の適応となる．具体的な適応条件については，重症度や想定される病態または各施設や担当医によって意見の分かれるところであるが，一般的に血液浄化療法導入が必要と考えられる「絶対適応」といえるものが存在する（表3）．これらを満たす患者に対して血液浄化療法を導入することに意義を唱えることは少ないと考えられるが，満たさない患者に対して血液浄化療法を導入するタイミングについては以前から議論の対象となってきた．早期開始の利点としては早期より体液管理を最適化し臓器のうっ血を阻止すること，電解質や酸塩基平衡を整えること，サイトカインをはじめとした炎症性メディエーターを除去することが挙げられる．とくに敗血症

表4 AKIに対する血液浄化療法の開始時期を検討した各RCTの比較

	ELAIN	AKIKI	IDEAL-ICU	STARRT-AKI	AKIKI 2
症例数	231	620	488	3019	278
単施設 or 多施設	単施設	多施設	多施設	多施設	多施設
国籍	ドイツ	フランス	フランス	多国籍	フランス
対象（早期開始の定義）	KDIGO stage 2	KDIGO stage 3	KDIGO stage 2, 3	KDIGO stage2, 3	乏尿 72 時間 or BUN >112 mg/dL
待機的開始の定義	KDIGO stage 3 or 絶対適応	乏尿 72 時間 or 絶対適応	ランダム化後 48 時間 or 絶対適応	AKI 72 時間 or 絶対適応	BUN>140 mg/dL or 絶対適応
主要エンドポイント	90 日死亡率	60 日死亡率	90 日死亡率	90 日死亡率	RRT free days
結果	早期開始群での 有意な死亡率低下	有意差なし	有意差なし	有意差なし	有意差なし

はAKI以外にも多臓器の障害をきたす症候群であるため，これらの早期介入を重視する立場も存在する．しかし一方で，早期介入を是としない立場もあり，その理由はバスキュラーアクセスの留置に起因する種々の合併症，抗菌薬や栄養素などの有用物質の除去，カリウムやリンなど一部の電解質の過剰な除去などが挙げられる．

4. 急性血液浄化療法の導入時期を検討した研究

　近年，急性血液浄化療法導入時期に関する研究が相次いでおり，重要論文を紹介しつつ至適導入時期について考察していきたい（**表4**）．AKIKI研究[7]はフランスで行われた多施設RCTで620人がエントリーされた．KDIGO stage 3が対象となっており，待機的開始群では絶対適応に加え，乏尿が72時間持続することが急性血液浄化療法開始基準となっている．結果は早期導入が死亡率低下には寄与しないというものであった．ELAIN研究[8]はドイツの単施設で行われたRCTで，KDIGO stage 2の231人が対象となった．待機群では絶対適応に加え，stage 3移行が血液浄化療法適応基準であった．この研究では，早期RRTによる死亡率低下が報告された．2018年に発表されたIDEAL-ICU研究[8]は，フランスの多施設で行われたRCTで，敗血症性ショックに合併したAKI患者が対象となっており，待機群では絶対適応またはランダム化後48時間経過した患者に対して血液浄化療法が導入されたが，RRT開始時期は死亡率に影響を与えないという結果となった．

　これら近年のRCTも対象としたメタ解析が2020年に発表された[10]．18歳以上のKDIGO stage 2以上もしくは

SOFA腎スコア3点以上の患者を対象とし，RRTの早期導入と晩期導入の28日死亡率について比較した．2013～2019年に発表された9つの研究，1664人の患者が対象となり解析を行った結果，晩期群44%に対し早期群43%と28日後死亡率に差は認めず，有害事象の頻度についても両群間で差は認めなかった．緊急性がない場合はRRT早期導入を行わずとも28日後の死亡率に影響はないことが示された一方で，各研究における早期導入の定義が異なっている点が課題として挙げられた．

　過去最大規模の患者数がエントリーした国際的多施設RCTであるSTARRT-AKI研究[11]では，KDIGO stage 2～3の重症AKI患者が対象となり，3019人がエントリーした．ランダム化後12時間以内にRRTを開始する早期開始群と，絶対適応または72時間以上AKIが持続する場合にRRTを開始する標準治療群にランダムに割り付けられた．早期開始群の96.8%，標準治療群の61.8%でRRTが行われた．Primary endpointである90日死亡率は早期開始群43.9%，標準治療群43.7%と両群間で差はなかったが，90日時点で生存している患者のRRT依存率は早期開始群で高く（10.4% vs. 6.0%），有害事象発生率は（23.0% vs. 16.5%）と有意に早期開始群で多い結果となった．

　一方，RRT導入を長期待機することの是非を問う研究も発表された．AKIKI 2研究[12]では，72時間以上の乏尿またはBUNが112 mg/dL以上になった時点でランダム化し，直後にRRTを開始する待機群と，BUNが140 mg/dL以上または高カリウム血症やアシドーシス，肺水腫の絶対適応まで待つ長期待機群を比較した．主要評価項目であるRRT free days（RRTを必要としなかった日数）では両群間に有意差はなく（待機群12日間 vs. 長期待機群10日間），

副次評価項目である60日後の死亡ハザード比は長期待機群において1.65（95％ CI：1.09-2.50, p = 0.018）であった．この結果からはRRT開始を長期待機しても不要なRRT導入を減らすことはできず，60日後死亡リスクを上昇させうることが示唆された．

このように最新の研究から，AKIに対する急性血液浄化療法の開始時期は早すぎても遅すぎても利益はないことが示唆されている．しかしながら，各研究における患者背景の違いや導入基準のばらつきがあるため，実臨床へ適用する際にはそれを加味した慎重な検討が必要と考えられる．これらの研究を参考に，早すぎず遅すぎない至適な開始時期を個々の症例ごとに探っていくことが臨床医の責務といえるだろう．

5. 実際の臨床における敗血症性AKI診療

本稿では実際に敗血症性AKIに対して診療を行った例を提示する．

症例：70代男性

〔現病歴〕日常生活動作（ADL）自立した独居の70代男性．自宅でぐったりとして動けなくなっているところを娘に発見され，救急搬送された．前立腺肥大症のため尿道カテーテルが留置されていた．搬送約1か月前の血液検査結果をかかりつけ医からとりよせたところ，血清クレアチニン値は0.92 mg/dLであった．
〔既往歴〕前立腺肥大症
〔バイタルサイン〕JCS（Japan Coma Scale）I-2，呼吸数 24回/分，心拍数 150回/分，血圧 64/40 mmHg，SpO₂ 97％（リザーバーマスク6 L/分），体温 38.5℃．
〔身体所見〕眼瞼結膜 貧血なし，腹部 平坦・軟 圧痛なし，肋骨脊柱 角叩打痛なし，capillary refilling time 3秒，四肢末梢は温かい．
〔救急外来経過〕ショック状態であったため，細胞外

表5 初診時採血・採尿結果

血液検査項目，単位	
総蛋白，g/dL	6.1
アルブミン，g/dL	3
LDH，U/L	262
AST，U/L	30
ALT，U/L	16
CK，U/L	425
総ビリルビン，mg/dL	0.5
BUN，mg/dL	28.2
血清クレアチニン，mg/dL	1.88
尿酸，mg/dL	9.4
Na，mmol/L	138
K，mmol/L	3.5
Cl，mmol/L	104
Ca，mg/dL	8.3
CRP，mg/dL	6.6
白血球数，/μL	19400
ヘモグロビン，g/dL	14.6
ヘマトクリット，％	43.1
血小板，×万/μL	26.8
PT，％	33.1
APTT，秒	31
フィブリノゲン，mg/dL	691
D-dimer，	4.9
乳酸値，mmol/L	2.7

尿検査項目	
尿比重	1.015
pH	7.5
蛋白	(3＋)
糖	(±)
ケトン体	(－)
潜血	(3＋)
白血球	(2＋)

液の大量輸液を行った．また，輸液蘇生と並行してすみやかに血液培養を採取し，抗菌薬を投与した．2000 mLの投与でもショックが遷延するため，ノルアドレナリンの持続静注を開始した．ノルアドレナリン開始後も血圧が安定しなかったためバソプレシンを，さらに相対的副腎不全に対してヒドロコルチゾンを追加したところ，血圧の安定化が得られた．呼吸状態が増悪傾向となったため救急外来で気管挿管を行い，人工呼吸管理を開始した．採血・採尿（表5）では白血球，CRP，血清クレアチニン，血清カリウム濃度，クレアチンキナーゼ（creatin kinase；CK）

の上昇，尿中白血球の上昇と尿潜血が認められた．CT検査では膀胱内に血腫を疑う所見を認めた他に異常所見は認められなかった．尿道カテーテル関連の尿路感染症による敗血症性ショックと診断し，集中治療室へ入院となった．

〔入院後経過〕入院後約12時間経過し，利尿薬を投与するも反応がない無尿状態が続いたため，急性血液浄化療法の適応と考えられた．敗血症性ショックにより循環動態は不安定であったため，モダリティはCHDFが選択された．第2病日にバスキュラーアクセスを挿入しCHDFを開始した．入院後に血液培養，尿培養からともに感受性良好な*Klebsiella oxytoca*が陽性となった．徐々に呼吸状態，循環動態は安定化し，第11病日に抜管し人工呼吸器を離脱およびカテコラミンを離脱した．第12病日にCHDFを離脱し間欠透析（IHD）へ移行した．ICU滞在中には肝障害，DICを合併したが，徐々に回復した．第30病日に集中治療室から一般病棟へ転棟となった．徐々に尿量は増加したものの乏尿が続き，維持透析への移行が必要と考えられた．状態安定後の第45病日に転院となった．転院時の血清クレアチニン値は5.57 mg/dLであった．

本症例は重症の敗血症性ショックに合併した敗血症性AKIの一例である．血清クレアチニン値基準で来院時AKI stage 2であったが，集中治療室へ入院後無尿が続きAKI stage 3と分類された．血液浄化療法導入のタイミングとしては無尿状態のためAKI stage 3へ移行したところでの導入であり，早すぎず遅すぎずのタイミングであったと考えられる．本症例は救命に成功し抜管することもできたが，腎機能はある程度までしか改善せず維持透析への移行が必要となった一例であった．

おわりに

本稿ではAKIの概説に始まり敗血症におけるその重症度や血液浄化療法導入について述べた．敗血症性AKI患者は単なる腎不全患者というに留まらず多臓器不全を呈

していることが多く死亡率も高いため，重症であることをしっかりと認識して診療に臨まなければならない．そして，血液浄化療法の適応可否を判断することは敗血症性AKI患者の診療においてきわめて重要なポイントであるため，本稿で紹介した内容をぜひ参考にしていただき，適切なタイミングでの血液浄化療法導入を行うための一助となれば幸いである．

参考・引用文献

1) Doi K, Negishi K, Ishizu T, *et al.*: Evaluation of new acute kidney injury biomarkers in a mixed intensive care unit. *Crit Care Med*, 39: 2464-2469, 2011.

2) Mehta RL, Cerdá J, Burdmann EA, *et al.*: International Society of Nephrology's 0by25 initiative for acute kidney injury (zero preventable deaths by 2025): a human rights case for nephrology. *Lancet*, 385: 2616-2643, 2015.

3) Peters E, Antonelli M, Wittebole X, *et al.*: A worldwide multicentre evaluation of the influence of deterioration or improvement of acute kidney injury on clinical outcome in critically ill patients with and without sepsis at ICU admission : results from the Intensive Care Over Nations audit. *Crit Care*, 22: 188, 2018.

4) Kidney Disease Improving Global Outcome (KDIGO) : KDIGO Clinical Practice Guideline for Acute Kidney Injury. 2012. https://kdigo.org/wp-content/uploads/2016/10/KDIGO-2012-AKI-Guideline-English.pdf（2022年12月閲覧）

5) AKI（急性腎障害）診療ガイドライン作成委員会：AKI（急性腎障害）診療ガイドライン2016．日腎会誌，59：419-533，2017.

6) Miyamoto Y, Iwagami M, Aso S, *et al.*: Temporal change in characteristics and outcomes of acute kidney injury on renal replacement therapy in intensive care units: analysis of a nationwide administrative database in Japan, 2007-2016. *Crit Care*, 23: 172, 2019.

7) Gaudry S, Hajage D, Schortgen F, *et al.*: Initiation strategies for renal replacement therapy in the intensive care unit. *JAMA*, 315: 2190-2199, 2016.

8) Zarbock A, Kellum JA, Schmidt C, *et al.*: Effect of Early vs Delayed Initiation of Renal Replacement Therapy on Mortality in Critically Ill Patients With Acute Kidney Injury: The ELAIN Randomized Clinical Trial. *N Engl J Med*, 375: 122-133, 2016.

9) Barbar SD, Clere-Jehl R, Bourredjem A, *et al.*: Timing of Renal-Replacement Therapy in Patients with Acute Kidney Injury and Sepsis. *N Engl J Med*, 379: 1431-1442, 2018.

10) Gaudry S, Hajage D, Benichou N, *et al.*: Delayed versus early

initiation of renal replacement therapy for severe acute kidney injury: a systematic review and individual patient data meta-analysis of randomized clinical trials. *Lancet*, 395: 1506-1515, 2020.

11) Bagshaw SM, Wald R, Adhikari NK, *et al.*: Timing of Initiation of Renal-Replacement Therapy in Acute Kidney Injury. *N Engl J Med*, 383: 240-251, 2020.

12) Gaudry S, Hajage D, Martin-Lefevre L, *et al.*: Comparison of two delayed strategies for renal replacement therapy initiation for severe acute kidney injury (AKIKI 2): a multicentre, open-label, randomised, controlled trial. *Lancet*, 397: 1293-1300, 2021.

Profile

井上悠太郎（いのうえ ゆうたろう）
東京大学医学部附属病院 救急・集中治療科
1988年 生まれ．2013年 北海道大学 卒業．砂川市立病院 初期臨床研修医，国立国際医療研究センター病院 救急科，川崎幸病院 麻酔科を経て，2020年より現職．

土井研人（どい けんと）
東京大学大学院 医学系研究科 救急・集中治療医学 教授
1972年 生まれ．1997年 東京大学 卒業．東京大学医学部附属病院，三井記念病院，湘南鎌倉総合病院，東京大学大学院 博士課程を経て，2005年 米国NIH 客員研究員，2008年 東京大学医学部附属病院 腎臓・内分泌内科，2012年 同院 救急部・集中治療部を経て，2021年より現職．

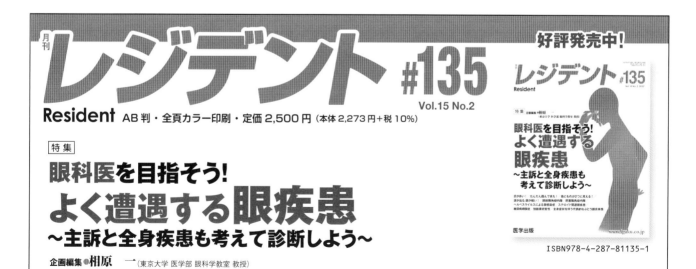

9

DIC診療のポイント：抗凝固薬の種類とタイミングは？

梅村 穣

大阪急性期・総合医療センター 救急診療科

Point 1 敗血症における凝固線溶障害の疫学・機序・病態への影響を説明できる.

Point 2 敗血症性におけるDICの診断・鑑別診断の意義と重要性を説明できる.

Point 3 敗血症性DICに対する抗凝固療法の適応を評価できる.

はじめに

　近年の医療水準の向上にもかかわらず，全世界で年間約5000万人が敗血症を発症し，うち1100万人が死亡すると推定されている[1]．敗血症の病態を増悪させる重要な因子として全身性炎症反応と凝固線溶障害の相互作用が挙げられ，その最重症の形態が敗血症性播種性血管内凝固（disseminated intravascular coagulatin；DIC）である[2]．敗血症性DICの本態は全身性の著しい凝固活性化状態であり，進行すると血管内皮障害と微小血栓形成によって，微小循環障害から多臓器障害が引き起こされ，転帰に重大な悪影響を与える．近年の我が国の大規模観察研究では，敗血症患者の約51％がDICを併発し，また，その死亡率はDICを併発していない症例と比較して有意に高いことが報告された[3]．したがって，敗血症性DICは，その頻度，重症度ともに敗血症診療における最重要課題の1つであり，迅速に診断し，適切な治療戦略を検討することが重要である．本稿では敗血症性DICの病態，診断，および抗凝固療法の考え方に関して，国内外のエビデンスに基づいて概説する．

1. 敗血症性DICの発症と病態進行のメカニズム

　敗血症や重症外傷，熱中症など全身性炎症反応を伴う病態では急性炎症反応と凝固線溶反応の相互作用が病態の進行に大きく関与している．感染症によって生体に侵襲が加わると，病原微生物由来の病原体関連分子パターン（pathogen-associated molecular patterns；PAMPs）や損傷組織から細胞外へ逸脱した組織損傷関連分子パターン（damage-associated molecular patterns；DAMPs）が，単球や好中球などの免疫担当細胞上に存在するパターン認識受容体（pattern-recognition receptors；PRRs）にリガンドとして認識され，自然免疫応答が惹起される．敗血症における凝固線溶障害は，種々のPAMPsが組織因子の放出を誘導することで凝固カスケードが全身性に活性化されることが引き金となる．また，こうした凝固カスケードの活性化には，好中球，血小板，血管内皮の活性化や細胞間相

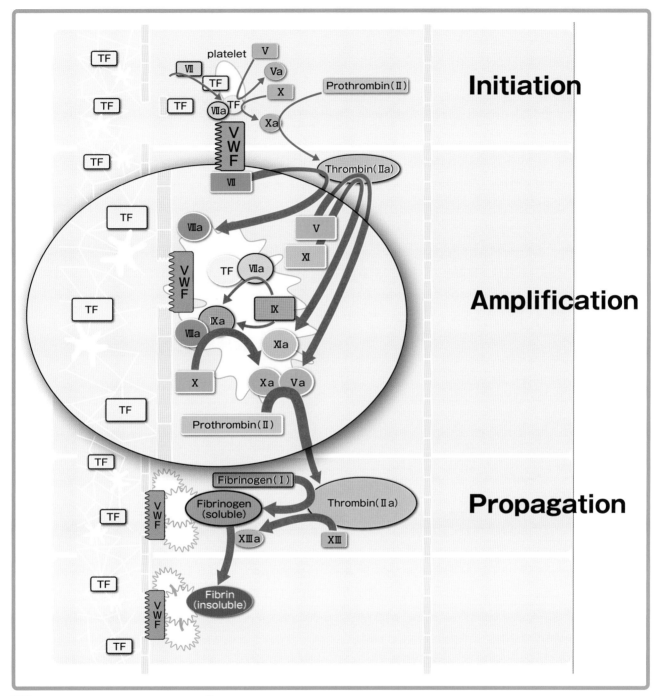

図1 敗血症における凝固障害の進行（文献[4]より引用）

互作用が大きく関与していることが知られている[4]．敗血症における凝固障害の最初期には血管内皮，単球などの血管内の細胞表面上で組織因子が発現し，外因系凝固経路を介した少量のトロンビン生成を引き起こす．これが引き金となって血小板および第VIII因子あるいは第IX因子を含む凝固因子が活性化され，最終的には活性化血小板上における第Xa因子産生，Xa/Va複合体による大量のトロンビン生成（トロンビンバースト）が引き起こされることで，著しい凝固の活性化が引き起こされる（図1）[4]．

また，活性化した好中球によってneutrophil extracellular

traps（NETs）形成が進むことも凝固線溶障害と関連している．NETsは好中球核内のDNAやヒストン，好中球顆粒内の好中球エラスターゼ，ミエロペルオキシダーゼといった抗菌蛋白で構成され，活性化した好中球より能動的に放出される．細胞外に放出されたNETsは繊維状の構造物を形成することで病原体を捕獲して排除するとともに，凝固因子を含むさまざまな生理活性物質を放出し局所血栓の形成を促進する．形成された血栓は，病原体の他臓器への血行性播種を抑制し，局所免疫を活性化するとされ，この仕組みは免疫血栓と呼ばれる宿主防御的な仕組みである[5]．しかし，炎症の遷延によって過剰なNETsが産生された場合は，免疫血栓が局所にとどまらずに全身に播種され微小循環障害を引き起こす．さらにNETsとともに放出されたヒストンH3などのDAMPsによって血管内皮障害が進行することも凝固線溶障害を進行に関与する．このように敗血症では凝固カスケードの活性化と好中球-血小板-血管内皮の相互作用の結果，全身性に著しい凝固活性化が引き起こされることで，最終的には敗血症性DICと呼ばれる最重症な病態へと進行する．

2. DICを引き起こす基礎疾患と病態像

DICを引き起こす主要な基礎疾患として，敗血症，固形癌，血液悪性腫瘍が知られているが，とくに敗血症に起因するDICの比率は高い．2010〜2017年にかけての我が国のDIC患者32万5327症例のDPCデータを基にした研究では，敗血症を基礎疾患するDIC症例の比率は47〜49%であり，すべての基礎疾患のなかで最も頻度が高かったことが報告された[6]．また，これらの基礎疾患以外にも，胎盤早期剥離などの産科疾患，外傷や熱中症に代表される全身性組織障害，大動脈解離などの大血管異常，ショックの遷延，毒蛇咬傷などがDIC基礎疾患として知られている．集中治療領域ではすべての生体侵襲がDICを引き起こしうることを念頭に置きつつ病態の鑑別を適切に行う必要がある．

また，DICの臨床像は基礎疾患によって大きく異なる．著しい凝固活性化はすべてのDICに共通する特徴だが，線溶活性化の程度は基礎疾患によって異なり，このため臨床

上の特徴も異なったものとなる．たとえば，急性骨髄球性白血病など血液悪性腫瘍を基礎疾患とするDICでは著明な線溶活性化が起こるため，出血症状を主体とした線溶亢進型DICをきたす．一方，敗血症性DICでは線溶抑制因子であるplasminogen activator inhibitor-1（PAI-1）が過剰産生されることによって，線溶活性化が凝固活性化と比較して軽度にとどまる．こうした線溶抑制型DICでは出血症状よりも微小血栓による末梢循環障害が問題となる．さらに，基礎疾患である敗血症によって循環障害や血管内皮障害が引き起こされるため，敗血症性DICでは虚血性の多臓器障害が引き起こされ，その転帰に重大な悪影響を与える．

3. 敗血症性DICの診断基準

現在国内外で一般的に使用されているDIC診断基準として，「改訂版厚生省DIC診断基準」[7]，「ISTH overt-DIC診断基準」[8]，「急性期DIC診断基準」[9]，「日本血栓止血学会DIC診断基準」[10]がある．DICは20世紀半ばには病態の概念が提唱されていたが，その診断は長らく病理学的検査によっており，臨床上実用性があるものとはいえなかった．1979年に発表された我が国の「旧厚生省DIC診断基準」[11]によって，はじめて臨床所見と一般的な血液検査によるDIC診断が可能となり，多くの臨床施設においても簡便かつ迅速にDICを診断することが可能となった．2001年に国際血栓止血学会より「ISTH overt-DIC診断基準」が発表され[8]，広く国際的にDICの概念が浸透するきっかけとなった．一方，これら2つのDIC基準は正確な診断を目的として厳密な診断閾値を設けていたため，敗血症性DICに対する早期治療の指標としての有用性が問題視されていた．2005年に日本救急医学会DIC特別委員会は，全身炎症に伴う凝固線溶異常を早期に広く診断するためのDIC診断基準として「急性期DIC診断基準」を提唱した[9]．さらに，近年ではDIC診断において，アンチトロンビン（antithrombin；AT）活性，thrombin AT complex（TAT），plasmin-plasmin inhibitor complex（PIC），PAI-1，プロテインCなどの凝固止血系の分子マーカーが一般血液検査に比べて有用である可能性が示されている．2017年に日本血栓止血学会

は，こうした分子マーカーを組み込むことで詳細に病態を評価することを目指した新たなDIC診断基準を提唱した[10]．

4. 敗血症性DICの診断 および鑑別診断の重要性

　敗血症診療におけるDIC診断は「予後予測指標」，「抗凝固治療開始の指標」という2つの役割を持っているが，患者視点で臨床的により重要であるのは，治療方針を左右し転帰に直接影響を与える可能性のある「抗凝固治療開始の指標」としての役割である．筆者らは本邦の大規模レジストリーデータベース（J-Septic DIC registry）を用いて，敗血症患者に対して「急性期DIC診断基準」，「ISTH overt-DIC診断基準」を用いてDIC診断を行うことが死亡率の改善に影響を与えるか評価した[12]．敗血症2663症例を対象として，DIC診断を受けた群とDIC診断を受けていない群に分類し，院内死亡率を比較した結果，DIC診断を受けた患者は，受けなかった患者と比較して院内死亡率が低い傾向が示された（ISTH-overt DIC；ハザード比〔HR〕= 0.836，95％信頼区間〔CI〕= 0.711 ～ 0.984，JAAM DIC；HR = 0.862，95％ CI=0.701 ～ 1.06）．また，この死亡率の改善傾向はDIC診断を初日と来院3日目に経時的に繰り返し行われていた場合に，さらに顕著になることが示された（ISTH-overt DIC；HR = 0.733，95 ％ CI = 0.611 ～ 0.878，JAAM DIC；HR = 0.727，95％ CI=0.597 ～ 0.884）．この結果から，DIC診断は，敗血症診療において治療対象とタイミングの最適化を通して，患者の生命転帰の改善に影響する可能性のある重要なプロセスであることが示唆された．

　また，敗血症性DICを診断するうえで，類似病態との鑑別を適切に行っていくことも重要である．敗血症における凝固障害の原因には，慢性肝障害に伴う凝固因子の低下や，薬剤誘発性の血小板減少症，血栓性微小血管障害症（thrombotic microangiopathy；TMA）など類似の血液検査異常をきたしながらもDICとは一線を画す病態が存在する．このなかには敗血症性DICとは異なる特異的な治療が必要な病態も含まれており，また抗凝固療法を行っても効果が期待できないばかりか有害事象のリスクが高

まる可能性があるものも存在する[13]．したがって，敗血症性DICを疑う症例に対する類似病態の鑑別では単に鑑別疾患を羅列するのではなく，その鑑別の順序をどのように考えるかということが重要である．我が国の診療指針である『日本版敗血症診療ガイドライン（J-SSCG）』では最新版のJSSCG2020では，DIC早期鑑別診断を念頭に置いた鑑別のアルゴリズムが提唱された（図2）[14]．このアルゴリズムの最大の特徴は，敗血症患者において血小板減少を認めた場合に，最初に凝固線溶異常の有無を評価する点である．凝固障害をきたしている場合は敗血症性DICの治療適応を検討し，逆に凝固線溶異常を認めない場合は溶血性貧血の有無などによってTMAやその他の病態を適切に鑑別する．これはDICが頻度，重症度ともに高いことに加えて，我が国においては特異的な治療（抗凝固療法）の対象となりうる実情を踏まえた鑑別順序である．また当初は敗血症性DICと診断したものの，その治療に反応性が乏しい場合，あるいは臨床徴候がDICとしては非典型的な場合には，その背景に潜むDIC類似疾患を念頭に置き，迅速な鑑別に基づき血漿治療，分子標的薬などの治療へすみやかに切り替える必要がある．

5. 敗血症に対する抗凝固薬の有効性

　前述のように敗血症における凝固線溶障害の発症には，好中球-血小板-血管内皮の相互作用，組織因子の過剰産生，生理的凝固経路の抑制，線溶抑制因子の産生亢進など複数の因子が関与しており，病態が進行した場合には血管内皮傷害と微小循環障害によって多臓器障害をきたす[15]．こうした病態理解を背景として，敗血症に対して抗凝固療法を行うことで転帰の改善につながることが期待され，実際に我が国では過去数十年にわたって臨床現場で使用されてきた．我が国で使用可能な抗凝固薬として，アンチトロンビン製剤，ヘパリン／ヘパリン類，ヒト遺伝子組み替えトロンボモジュリン（recombinant human soluble thrombomodulin；rhTM）製剤，蛋白分解酵素阻害薬などがあるが，なかでもAT製剤とrhTM製剤の2剤が臨床現場で使用される頻度が高く，近年のDPCデータをまと

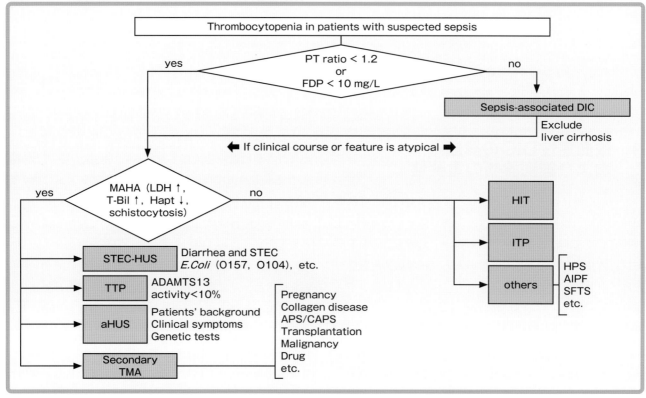

図2 敗血症性DICの類似病態とその鑑別アルゴリズム（文献[14]より引用）

めた研究からもそれを裏付ける結果が報告されている[6, 15].

アンチトロンビン製剤は凝固第Ⅱ因子，第Ⅹ因子，第Ⅸ因子などの複数の凝固因子に結合し凝固経路を阻害するのに加えて，血管内皮細胞からのプロスタサイクリンの産生を促すことによる抗炎症作用を有するとされ，本邦のDIC治療薬の1つとして広く使用されている[16]. 敗血症に対するアンチトロンビン製剤の有用性を評価したランダム化比較試験（randomized controlled trial；RCT）は，これまで数多く行われてきた．そのなかでも最大の研究は2001年に結果が公表されたKyberSept試験であり，重症敗血症を対象としてアンチトロンビン製剤の大量投与（3万単位/4日間）の有効性を評価したが，プラセボ投与群と比較して28日死亡率に差がなかったことが報告された（38.9% vs 38.7%，p=0.94）[17]. また，日本救急医学会が主導して国内で行ったRCTでもアンチトロンビン活性低下を伴う敗血症患者に対するアンチトロンビン製剤の投与は28日死亡の改善に寄与しなかったことが報告された[18]. その他にも多くのRCTでアンチトロンビン製剤の有効性に関する評価が行われてきたが，現時点で有意な死亡率の改善を示した研究はない.

トロンボモジュリン（thrombomodulin；TM）は生理的には血管内皮細胞の表面に存在し，活性化トロンビンと結合して凝固機能を不活化させ，同時に形成されたトロンビン-TM複合体がプロテインCの活性化させることで抗凝固作用を発揮する．またTMのレクチン様ドメインは，High mobility group box 1（HMGB-1）やlipopolysaccharide（LPS）などの炎症誘発物質を抑制するとされている．こうした背景からTMは血中トロンビンの活性化に応じた抗凝固機能を発揮し，かつ抗炎症作用を有する生理活性物質として注目されてきた．rhTM製剤は，遺伝子組換え技術を用いることでTMを人工的に合成した抗凝固薬であり，我が国では2009年より臨床使用が可能となった．敗血症に対するrhTM製剤の有効性に関しては，これまでに2回の大規模RCTによって評価が行われた．2013年に結果が公表された多国間多施設共同第2相試験では，凝固障害を伴う敗血症性に対するrhTM投与はプラセボ投与と比べて死亡率が低い傾向が示されたものの，両群の差は統計学に有意ではなかった（17.8% vs 21.6%，0.273）[19]. この研究の結

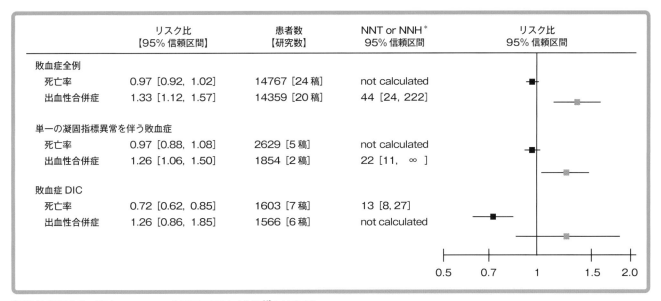

	リスク比 【95% 信頼区間】	患者数 【研究数】	NNT or NNH* 95% 信頼区間	リスク比 95% 信頼区間
敗血症全例				
死亡率	0.97 [0.92, 1.02]	14767 [24 稿]	not calculated	
出血性合併症	1.33 [1.12, 1.57]	14359 [20 稿]	44 [24, 222]	
単一の凝固指標異常を伴う敗血症				
死亡率	0.97 [0.88, 1.08]	2629 [5 稿]	not calculated	
出血性合併症	1.26 [1.06, 1.50]	1854 [2 稿]	22 [11, ∞]	
敗血症 DIC				
死亡率	0.72 [0.62, 0.85]	1603 [7 稿]	13 [8, 27]	
出血性合併症	1.26 [0.86, 1.85]	1566 [6 稿]	not calculated	

図3 抗凝固療法に関する RCT のメタ解析の結果（文献[23]より改変）
＊ NNT/NNH；number needed to treat/number needed to harm

果を受けて，より高度な凝固障害を伴う敗血症を対象とした多国間多施設共同第3相試験が行われ2018年にその結果が公表されたが，rhTM 投与はプラセボ投与と比べて有意な死亡率の改善に寄与していなかったことが報告された[20].

このようにアンチトロンビン製剤，rhTM 製剤の双方に関して現時点では敗血症に対して生命転帰の改善を質の高いエビデンスをもって示した RCT はない．こうした背景に基づいて敗血症の国際的な診療指針である "Surviving Sepsis Campaign Guideline（SSCG）" では敗血症に対して抗凝固療法を使用しないことが弱く推奨され，現在，多くの国や地域では敗血症に対して抗凝固療法は有効ではないという考え方が主流となっている[21].

6. 敗血症性 DIC に対する抗凝固薬の有効性

一方，敗血症に対する抗凝固療法は，敗血症のなかでも特定の患者群に対してとくに有効である可能性も示されている．たとえば，先ほどのアンチトロンビン製剤に関する KyberSept 研究の post hoc 解析では，「ヘパリン製剤を併用していない症例で ISTH overt-DIC 基準を満たすサブグループ」に限った場合，AT 製剤投与は有意に死亡率の減少させることが報告された（25.4% vs 40.0%，p=0.02）[22].

筆者らは2015年に敗血症を3つの病態，すなわち①敗血症全般，②単一の凝固指標異常を伴う敗血症，③DIC 診断基準を満たした敗血症に分類し，それぞれの病態に対する抗凝固薬の有用性を評価した RCT を対象としてメタ解析を行った[23]．その結果，抗凝固薬の投与は敗血症全般，および単一の凝固指標異常を伴う敗血症では死亡率を改善せず，むしろ出血性合併症の発症率を有意に増加させる可能性が示された．一方，敗血症性 DIC に対しては死亡率を有意に改善させる可能性が示された（リスク比〔RR〕：0.72，95% 信頼区間：0.62 ～ 0.85）（図3）[23]．筆者らはさらに我が国における最大規模の敗血症レジストリーデータベース（J-Septic DIC registry）に登録された敗血症のデータを用いた多施設共同観察研究を行った[24]．この研究では敗血症2663症例を「DIC 群」と「非 DIC 群」に分類し，各群に対する抗凝固療法の生存転帰に対する影響を，傾向スコアによって背景因子を調整して解析した．結果，DIC 群では抗凝固療法による有意な生存率の改善を認めたが（調整 HR：0.609，95% CI：0.456 ～ 0.814），非 DIC 群では抗凝固療法は生存率の改善には影響していなかった（図4）[24].

これら一連の研究から「敗血症性 DIC」は，抗凝固療法が有効性を発揮しうる重要な因子の1つであることが示唆された．さらに近年の研究から病態の重症度も抗凝固療法の有効性に影響する重要な因子であることが報告されている．前述の J-Septic DIC registry を用いた多施設共同観察研究では，抗凝固療法による生存率の改善効果は「重症度

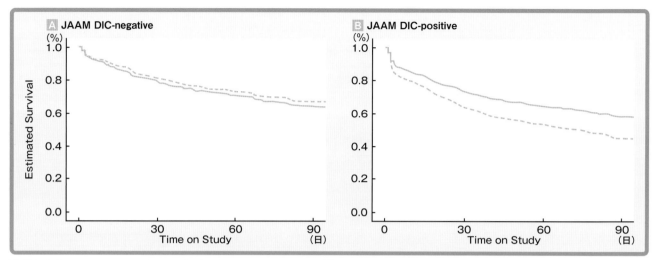

図4 敗血症における DIC の有無による抗凝固療法の有効性の差（文献[24]より引用）

の高い」患者群でも認められており（SOFA：13 ～ 17の患者群，HR：0.601，95 % CI：0.451 ～ 0.800），この結果は症例の「重症度が高いこと」もまた抗凝固療法の最適なターゲット選定のために重要な条件であることを示唆している[24]．2015年に行われた我が国の多施設観察研究では，敗血症性DIC162症例をさらに重症度（APACHE Ⅱスコアによる）ごとに患者を階層化して，それぞれの群におけるrhTM製剤の死亡転帰への影響を評価した[25]．その結果，rhTM製剤投与による生存率の改善効果は，敗血症性DICのなかでも重症度が高い群でのみ認められた（APACHE Ⅱ：24 ～ 29の群で調整HR：0.281，95% CI：0.093-0.850）．これらの研究の結果は，抗凝固療法の有効性が敗血症性DIC患者のなかでも差があり，症例の重症度が高くなるに伴って効果が大きくなる可能性を示している．

　以上の知見をまとめると，抗凝固療法の最適な治療対象は，「敗血症」に加えて「DIC」を合併し，さらに「重症度の高い」症例と考えられ，患者選定を十分に行わずに抗凝固療法を行うことは，むしろ出血性合併症を増大させる可能性があると考えられる（図5）[26]．

7. 抗凝固療法の使用基準における 理想と現実

　実臨床における実践的な抗凝固療法の使用方法とはどう考えるべきであろうか？前述のように抗凝固療法が有効な

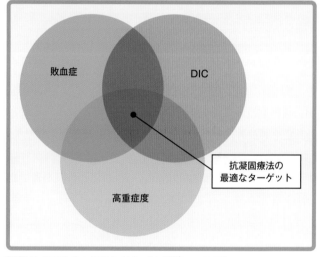

図5 抗凝固療法の最適な対象（文献[26]より引用）

症例は重症度の高いDIC症例など一部に限られることが示されてきたが，一方で抗凝固療法を開始するタイミングもその有効性に大きな影響を与えると考えられる．DICが顕在化し，病態が重症化した時期は，すでに凝固線溶障害が遷延した結果として遠隔臓器障害が進行した状態であり，それを待ってからの治療は遅きに失している可能性が高い．敗血症性DICの本態は血小板が低下した状態ではなく，その前段階である全身性の凝固活性化である．抗凝固療法はこのpre DICと呼ばれる状態において最も有効性が高く，その開始が遅れることによって有効性が減弱する可能性がある．たとえば，2018年に結果が公表されたSCARLET試験は敗血症性DICに相当する重症な凝固障害

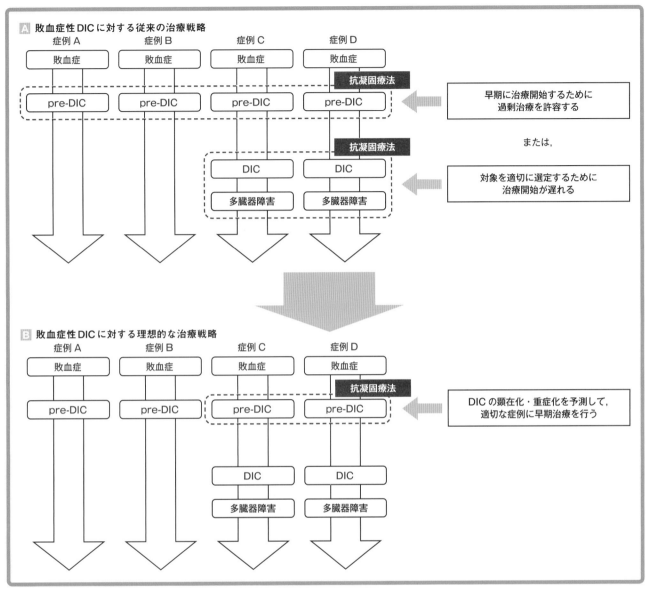

図6 敗血症性DICに対する従来の治療戦略と理想的な治療戦略（筆者作成）

を伴う病態を対象としていたにもかかわらず生存率の改善は示されなかった[20]．その原因として患者割り付けから薬剤投与までに最大40時間を要したことが挙げられており，この間に病態が抗凝固療法によって代償困難な状態まで進行してしまっていた可能性があると指摘されている．

　これらの研究結果より抗凝固療法の有効性を最大限発揮させるために，理想的には「重症度の高い敗血症性DIC症例」に対して，「DICが顕在化し重症化する前に抗凝固療法を開始」することが求められる（図6）．実際に敗血症診断時にはDICをきたしていない症例のなかでも15～

20％が経過中にDICを発症することが報告されており，敗血症に伴う凝固線溶障害の病勢は経時的に大きく変化するものと考えられる[12]．

　しかし，重症化やDICの顕在化を，早期に適切に予測して治療を開始するための手段は現時点では確立されていない．したがって，現時点での実臨床上の対応としては若干の過剰診断を許容し治療対象を広く捉える戦略も許容されるべきである．将来的に「DICが顕在化する」症例に対して「DICが顕在化する前に」予測する手段が確立されれば，より早期により適切な治療対象を選定し，すべての治療対

象で抗凝固療法の有効性を十分に発揮させることが可能となる．そのためには病態進行の根底にあるメカニズムを解明するための基礎研究と，大規模臨床データから病態の変化を予測するための臨床研究を組み合わせて信頼性の高い病態予測戦略の確立を目指していく必要がある．

おわりに

　敗血症に対する抗凝固療法の有効性は過去数十年にわたって検証が行われ，今も多くの議論が行われている最重要臨床課題の1つである．近年，我が国を中心として発信された研究から，抗凝固療法は一部の敗血症症例にのみ有効性を発揮するものであり，したがって最適な患者群を選定することが重要である可能性が示された．今後は最適な治療対象を最適なタイミングに見きわめ治療を開始する手段を確立するための研究を，臨床・基礎の両面から推進することで，将来的に敗血症診療の革新的な進歩につながるエビデンスを創出するための礎を築いていく必要がある．

参考・引用文献

1) Rudd KE, Johnson SC, Agesa KM, et al.: Global, regional, and national sepsis incidence and mortality, 1990-2017: analysis for the Global Burden of Disease Study. Lancet, 395: 200-211, 2020.

2) Ogura H, Gando S, Iba T, et al.: Japanese Association for Acute Medicine Disseminated Intravascular Coagulation (JAAM DIC) Study Group: SIRS-associated coagulopathy in critically ill patients with thrombocytopenia. Shock, 28: 411-417, 2007.

3) Gando S, Shiraishi A, Yamakawa K, et al.: Japanese Association for Acute Medicine (JAAM) Focused Outcomes Research in Emergency Care in Acute Respiratory Distress Syndrome, Sepsis and Trauma (FORECAST) Study Group: Role of disseminated intravascular coagulation in severe sepsis. Thromb Res, 178: 182-188, 2019.

4) Hoffman M, & Monroe DM 3rd: A cell-based model of hemostasis. Thromb Haemost, 85: 958-965, 2001.

5) McDonald B, Urrutia R, Yipp BG, et al.: Intravascular neutrophil extracellular traps capture bacteria from the bloodstream during sepsis. Cell Host Microbe, 12: 324-333, 2012.

6) Yamakawa K, Ohbe H, Taniguchi K, et al.: Time Trends of the Outcomes and Treatment Options for Disseminated Intravascular Coagulation: A Nationwide Observational Study in Japan. JMA J, 3: 313-320, 2020.

7) 厚生労働省：重篤副作用疾患別対応マニュアル 播種性血管内凝固（全身性凝固亢進状態，消費性凝固障害）．2020．https://www.mhlw.go.jp/content/11121000/000665769.pdf（2020年12月閲覧）

8) Taylor FB Jr, Toh CH, Hoots WK, et al.: Scientific Subcommittee on Disseminated Intravascular Coagulation (DIC) of the International Society on Thrombosis and Haemostasis (ISTH): Towards definition, clinical and laboratory criteria, and a scoring system for disseminated intravascular coagulation. Thromb Haemost, 86: 1327-1330, 2001.

9) Gando S, Iba T, Eguchi Y, et al.: A multicenter, prospective validation of disseminated intravascular coagulation diagnostic criteria for critically ill patients: comparing current criteria. Crit Care Med, 34: 625-631, 2006.

10) Wada H, Takahashi H, Uchiyama T, et al.: DIC subcommittee of the Japanese Society on Thrombosis and Hemostasis: The approval of revised diagnostic criteria for DIC from the Japanese Society on Thrombosis and Hemostasis. Thromb J, 15: 17, 2017.

11) 厚生労働省：旧厚生省DIC診断基準．

12) Umemura Y, Yamakawa K, Hayakawa M et al.: Japan Septic Disseminated Intravascular Coagulation (J-Septic DIC) study group: Screening itself for disseminated intravascular coagulation may reduce mortality in sepsis: A nationwide multicenter registry in Japan. Thromb Res, 161: 60-66, 2018.

13) Iba T, Levy JH, Warkentin TE, et al.: Diagnosis and management of sepsis-induced coagulopathy and disseminated intravascular coagulation. J Thromb Haemost, 17: 1989-1994, 2019.

14) Iba T, Watanabe E, Umemura Y, et al.: Sepsis-associated disseminated intravascular coagulation and its differential diagnoses. J Intensive Care, 7: 32, 2019.

15) Murata A, Okamoto K, Mayumi T, et al.: Recent Change in Treatment of Disseminated Intravascular Coagulation in Japan: An Epidemiological Study Based on a National Administrative Database. Clin Appl Thromb Hemost, 22: 21-27, 2016.

16) Wiedermann ChJ, & Römisch J: The anti-inflammatory actions of antithrombin--a review. Acta Med Austriaca, 29: 89-92, 2002

17) Warren BL, Eid A, Singer P, et al.: KyberSept Trial Study Group: Caring for the critically ill patient. High-dose antithrombin III in severe sepsis: a randomized controlled trial. JAMA, 286: 1869-1878, 2001.

18) Gando S, Saitoh D, Ishikura H, et al.: A randomized, controlled, multicenter trial of the effects of antithrombin on disseminated intravascular coagulation in patients with sepsis. Crit Care, 17: R297, 2013.

19) Vincent JL, Ramesh MK, Ernest D, et al.: A randomized, double-blind, placebo-controlled, Phase 2b study to evaluate the safety and efficacy of recombinant human soluble thrombomodulin,

ART-123, in patients with sepsis and suspected disseminated intravascular coagulation. *Crit Care Med*, 41: 2069-2079, 2013.

20) Vincent JL, Francois B, Zabolotskikh I, *et al.*: SCARLET Trial Group: Effect of a Recombinant Human Soluble Thrombomodulin on Mortality in Patients With Sepsis-Associated Coagulopathy: The SCARLET Randomized Clinical Trial. *JAMA*, 321: 1993-2002, 2019.

21) Rhodes A, Evans LE, Alhazzani W, *et al.*: Surviving Sepsis Campaign: International Guidelines for Management of Sepsis and Septic Shock. *Intensive Care Med*, 43: 304-377, 2017.

22) Kienast J, Juers M, Wiedermann CJ, *et al.*: KyberSept investigators. Treatment effects of high-dose antithrombin without concomitant heparin in patients with severe sepsis with or without disseminated intravascular coagulation. *J Thromb Haemost*, 4: 90-97, 2006.

23) Umemura Y, Yamakawa K, Ogura H, *et al.*: Efficacy and safety of anticoagulant therapy in three specific populations with sepsis: a meta-analysis of randomized controlled trials. *J Thromb Haemost*, 14: 518-530, 2016.

24) Yamakawa K, Umemura Y, Hayakawa M, *et al.*: Japan Septic Disseminated Intravascular Coagulation (J-Septic DIC) study group: Benefit profile of anticoagulant therapy in sepsis: a nationwide multicentre registry in Japan. *Crit Care*, 20: 229, 2016.

25) Yoshimura J, Yamakawa K, Ogura H, *et al.*: Benefit profile of recombinant human soluble thrombomodulin in sepsis-induced disseminated intravascular coagulation: a multicenter propensity score analysis. *Crit Care*, 19: 78, 2015.

26) Umemura Y, & Yamakawa K: Optimal patient selection for anticoagulant therapy in sepsis: an evidence-based proposal from Japan. *J Thromb Haemost*, 16: 462-464, 2018.

Profile

梅村　穣（うめむら ゆたか）
大阪急性期・総合医療センター 救急診療科
2008年 大阪大学 医学部 医学科 卒業．同年 大阪府立急性期・総合医療センター 初期臨床研修，2011年 諏訪赤十字病院 外科，2013年 大阪府立急性期・総合医療センター 高度救命救急センター，2015年 大阪大学医学部附属病院 高度救命救急センターを経て，2019年より現職．

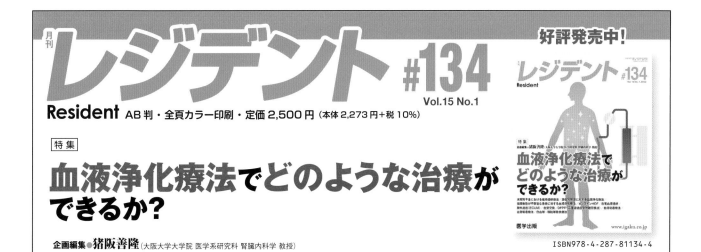

10

Post Intensive Care Syndrome（PICS）
診療・リハビリのポイント：
長期予後の改善

對東俊介

広島大学病院 診療支援部 リハビリテーション部門 主任理学療法士

Point ① PICS の身体障害，認知機能障害，精神機能障害について説明できる．

Point ② PICS 対策としての ABCDEF バンドルについて説明できる．

Point ③ PICS 対策としての早期リハビリテーション・他動関節運動療法・神経筋電気刺激の効果について説明できる．

はじめに

　Post Intensive Care Syndrome（PICS）とは，ICU生存患者に生じる身体障害，認知機能障害，精神機能障害を指す言葉であり[1]，「集中治療後症候群」と訳される（図1）．"Post" と記載があるので集中治療「後」症候群と訳されるが，ICU に入室中から生じる症状を含んでいる．また，重症患者のみならず患者家族にも精神機能障害を生じることがあり，患者家族も含んだ対応が必要となる．本稿では，すべての ICU 入室患者とその家族に生じうる PICS の各障害のうち，とくに ICU 入室患者に生じる PICS について紹介し，その対策や長期予後改善のための介入について解説する．

1. 身体障害

　ICU に入室する重症患者に生じる身体障害には，肺機能障害，神経筋障害，身体機能障害がある（表1）[1,2]．

肺機能障害

　肺機能障害の検査としてはスパイロメトリーがあり，肺活量や肺拡散能の低下として確認される．急性呼吸窮迫症候群（acute respiratory distress syndrome；ARDS）患者は，ICU 退室後中等度の肺拡散能低下が残存している患者もいるがおおむね正常に近い状態まで回復し，5年後まで肺機能検査の値は安定していた[3]．ARDS患者の75％でCT に異常所見を認めたという報告もあるが，画像所見の有無は患者の症状や6分間歩行距離，QOL に関連していなかったと報告されており[4]，患者への影響は，後述する神経筋障害や身体機能障害よりも少ないと考えられている．

神経筋障害

　重症疾患後に左右対称性の四肢の筋力低下を認めることがあり，急性の重症病態以外に特別な原因がみあたらない場合はICU-acquired weakness（ICU-AW）と呼ばれる．

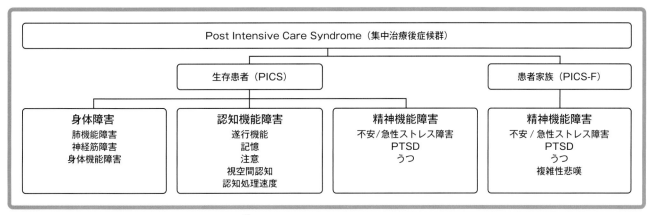

図1 Post intensive care syndrome の概念図（文献[1]を参考に作成）

表1 身体障害の概要，主要なリスク因子と経過，管理の提案（文献[1, 2]を参考に作成）

合併症	概要	主要なリスク因子	経過	管理の提案
肺機能障害	スパイロメトリー，肺活量，肺拡散能の低下	人工呼吸期間	一般的に軽度の障害で最初の1年間で改善することが多いが，5年以上継続することもある．	
神経筋障害	ICU-AW，CIP，CIM，廃用性萎縮	高血糖，SIRS，敗血症，多臓器不全，不動 / 床上安静	CIP は CIM より回復が遅く，5年後まで継続することもある．	血糖管理，ステロイドや神経筋遮断薬の制限，早期リハビリテーション
身体機能障害	日常生活動作（ADL/IADL）の障害，6分間歩行距離の減少	ステロイド，ICU-AW，肺障害の遷延，年齢，病前からのIADL障害	数か月以内に ADL は改善するが，ADL 障害が1年後も継続したり，IADL 障害が2年後も継続することもある．6分間歩行距離は基準値と比べ長期間低値が継続する．	早期リハビリテーション（ICU 入室中から開始し，ICU 退室後も回復まで継続）

PICS：post-intensive care syndrome，ICU-AW：ICU acquired weakness，CIP：critical illness polyneuropathy，CIM：critical illness myopathy，SIRS：systemic inflammatory response syndrome，ADL：activities of daily living，IADL：instrumental activities of daily living

表2 ICU-AW の診断基準（文献[7]を参考に作成）

1	重症病態の発症後に全身の筋力低下が進展
2	筋力低下はびまん性（近位筋 / 遠位筋の両者），左右対称性，弛緩性であり，通常脳神経は保たれる＊
3	24 時間以上あけて2回行った MRC score の合計が48点未満，または検査可能な筋の平均 MRC score が4点未満
4	人工呼吸器に依存している
5	背景にある重症疾患と関連しない筋力低下の原因が除外されている

上記1，2，3 or 4，5の項目を満たす場合 ICU-AW と診断．
＊ 例として，しかめっ面等の顔の動きは保たれる．
ICU-AW：ICU-acquired weakness，MRC：Medical Research Council

ICU-AW のリスク因子としては，敗血症，多臓器不全，ステロイド，筋弛緩薬，高血糖，過鎮静，人工呼吸管理が挙げられる[5]．予防や管理としては，血糖管理，ステロイドや神経筋遮断薬の制限に加え，早期リハビリテーション[6]が挙げられる．

ICU-AW の診断基準[7]は表2に示すとおりであり，臨床的な筋力低下によって評価され，人工呼吸管理も条件の1つとして挙げられている．四肢筋力の評価には，Medical Research Council（MRC）score がある．このスコアは左右の肩関節外転，肘関節屈曲，手関節背屈，股関節屈曲，膝関節伸展，足関節背屈を徒手筋力検査法のようなグレードで評価する方法であり[8]，24 時間以上あけて2回以上評価し，60点満点中48点未満であればICU-AW の疑いのある患者と判断される．重症患者に応用する場合には覚醒状態や測定姿勢などの条件を一定にする必要があり，実際に測定する際には日本語に翻訳された測定方法[9]を参考にするとよい．ICU 退室時の MRC score の低下は，5年後の握力低下や6分間歩行距離低下，QOL低下と関連があったという報告があり[10]，ICU-AW の診断とあわせて MRC score の経過を追うことは機能予後を推定するうえで重要である．

表3 認知機能障害と精神機能障害の概要，主要なリスク因子と経過，管理の提案（文献[1, 2]を参考に作成）

合併症	概要	主要なリスク因子	経過	管理の提案
認知機能障害	遂行機能，記憶，注意，視空間認知，認知処理速度の障害	ICU入室前の知能低下，ICUでのせん妄，鎮静，低酸素血症，グルコース調節障害	最初の1年で改善するが，6年後まで障害が残っている場合がある	せん妄予防，低血糖予防
精神機能障害	不安/急性ストレス障害	ICUでのトラウマ/妄想性の記憶，鎮静，退院時の精神症状，身体機能障害	1年目で減少する可能性がある	低血糖予防
	うつ	失業，人工呼吸期間 全体のリスク因子：女性，年齢が若い，教育水準が低い，ICU入室前の精神症状，性格	1年目以降も継続する可能性がある	
	PTSD	鎮静，不穏，身体拘束，トラウマ/妄想性の記憶	1年目はほとんど改善しない	鎮静剤の使用を制限する

身体機能障害

　身体機能障害の評価項目としては，表1に挙げているように，日常生活動作（ADL/IADL）や6分間歩行距離が挙げられる．敗血症患者を対象とした研究では，ICU退室後の1/3の敗血症患者は6か月以内に死亡しており，残りの1/3は6か月後になんらかの機能障害が残存し，ADLが障害されていた[11]．ICU入室中は多くのADLが制限され，Katz IndexやBarthel IndexといったADL評価指標やIADLの評価が適応しにくいことも多いため，移動能力（mobility）の評価に特化した集中治療室活動度スケール（ICU mobility scale）[12]などの指標が用いられることが多い．実際に測定する際には日本語に翻訳された測定方法[13]を参考にするとよい．

　退院後のIADLの評価としてLawton's IADLがある．Lawton's IADLの評価では①電話の使用，②買い物，③食事の支度，④家事，⑤洗濯，⑥移動手段，⑦服薬管理，⑧財産管理について評価を行うが，IADLではPICSのうち認知機能障害や精神機能障害がADL以上に影響することが想定されるため，解釈には注意が必要である．

2. 認知機能障害

　認知機能は，社会生活を送り，職業復帰するうえで重要な機能である．ICUに入室する重症患者に生じる認知機能障害には，遂行機能，記憶，注意，視空間認知，認知処理速度の障害がある（表3）[1, 2]．ICUを退室した重症患者の約30〜80％に認知機能障害が生じるとされており[14]，日本においても37.5％の患者が認知機能障害を有していたと報告されている[15]．

　認知機能障害の重症度は，軽度から重度までさまざまである．認知機能障害の代表的なものに，せん妄と認知症があるが，両者は重複する部分がある．敗血症は認知機能障害のリスク因子であり，他の疾患による入院と比べ認知機能障害の発生と関連している[16]．長期的な認知機能を検出するためのスクリーニングツールの使用が強く推奨されているが，もともとも認知機能障害を有する患者においては評価が難しいことも少なくない．スクリーニングツールとしては，モントリオール認知機能評価（Montreal Cognitive Assessment；MoCA）[17, 18]，ミニメンタルステート検査（Mini-Mental State Examination；MMSE）[19]，長谷川式簡易知能評価スケール（Hasegawa's dementia scale；HDS-R）[20]がある．敗血症患者の認知機能障害を見落とさないためにも，評価が可能となった時点でスクリーニングを実施し，経過を追うことが重要である．

3. 精神機能障害

　精神機能障害は日常生活や社会経済的地位にも影響し，QOL低下に影響する．ICUに入室する重症患者に生じる精神機能障害には，不安/急性ストレス障害，うつ，PTSDがある（表3）[1, 2]．ICUを退室した患者のうち，不安は4割程度，うつは3割程度，PTSDは2割程度の患者に発症するとされている[21, 22]．精神障害の発症率は国によって異なり，日本における調査では，ICU退室後1年での不安は16.6％，うつは28.1％，PTSDは6％と報告されている[23]．

精神機能障害のリスク因子には，性別が女性であること，年齢が若いこと，ICU入室前の精神症状などがある．精神機能障害の評価方法として，臨床研究では自己記入式の評価尺度が用いられることが多い．ICUに関連した研究では，不安やうつに関してはHospital Anxiety and Depression Scale（HADS）[24]が，PTSDに関してはImpact of Event Scale-Revised（IES-R）[25]やPosttraumatic Symptom Scale（PTSS-10）[26]などの症状評価尺度が多く使用されている．ICU生存患者は一定の割合で精神機能障害を有するため，とくにリスク因子を有する患者については，精神機能障害を見落とさないためにも，評価が可能となった時点で評価を行い，必要に応じて経過を追うことが重要である．

症例：80歳男性

〔主訴〕意識障害

〔家族歴〕特記事項なし

〔既往歴〕脳梗塞，肺炎，高血圧，高脂血症，狭心症，糖尿病

〔現病歴〕1年前に脳梗塞になり，左上下肢の不全麻痺と食事時のむせがあった．回復期リハビリテーション病院から退院後，自宅で妻と生活していたが，誤嚥性肺炎からの敗血症による意識障害と呼吸不全によりICU入室となる．

〔その後の経過〕ICUでは人工呼吸管理となり，昇圧剤を使用し持続的腎代替療法などの治療を行った．入室時からPADIS管理のABCDEFバンドルを実施し，妻から入院前の生活状況を詳しく聞くとともに，鎮痛・鎮静管理とせん妄管理を開始した．入室翌日から早期離床・リハビリテーション介入が開始となった．介入時は昇圧剤を使用しても血圧が83/40 mmHgと低値であり，持続的腎代替療法が行われていたため，ベッド外への離床は実施できず，床上での他動関節運動療法を実施した．また従命動作が困難であったが，神経筋電気刺激で筋収縮を確認できたため，下肢筋群へ30分/日の神経筋電気刺激療法を実施した．ICU入室4日目から昇圧剤を減量し，従命動作も可能となり作業療法士の介入も開始した．上下肢の抗重力運動は可能であるが，抵抗に抗することはできずMRC score 36であった．持続的腎代替療法が終了となり，人工呼吸管理下で端座位，立位，足踏み練習といったベッド外での早期離床・リハビリテーションを実施し，ICU入室5日目に抜管し言語聴覚士による嚥下訓練も開始となり，7日目に一般病棟に転棟となった．ICU内ではせん妄を認めなかったが，転棟後に抑うつ傾向を認め，精神科による介入が開始となった．

---

4. PICSの対策

ABCDEFバンドル

ICUに入室する重症患者にとって，痛み，不穏/鎮静，せん妄，不動，睡眠障害は大きな問題であり，長期的な予後改善のために重症患者に対して行うべき介入にPADIS管理がある[27]．PADISとは，Pain（痛み），Agitation/Sedation（不穏/鎮静），Delirium（せん妄），Immobility（不動），Sleep disruption（睡眠障害）の頭文字をつなげたものであり，Immobilityの項目では早期リハビリテーションについても言及されている．PADIS管理はICUに入室する重症患者にとって行うべきマネジメントの1つであり，ケアの方針としてABCDEFバンドルがある（図4）．PADIS管理のためにABCDEFバンドルの各要素を実施することで院内死亡率低下やせん妄などのPICSの予防につながる可能性がある[28, 29]．

早期リハビリテーション・他動関節運動療法・神経筋電気刺激の位置づけ

2020年に発表された『日本版敗血症診療ガイドライン2020（J-SSCG2020）』[30]では，PICS・ICU-AWに関する臨床疑問が取り上げられている．PICS・ICU-AWの診療フローを図2 [30]に示す．PICSの1つであるICU-AWやせん妄のリスク因子には敗血症が含まれており，基本的に敗血症患者であればCQ17-1に進むことが想定される．PICS予

表4 PADIS管理とABCDEFバンドル

症状	モニタリング 評価ツール	ケア (ABCDEFバンドル)
Pain：痛み	CPOT, NRS, BPS	Assess, prevent, and manage pain 痛みの評価，予防と管理
Agitation/Sedation：不穏/鎮静	RASS, SAS	Both SAT and SBT 覚醒トライアルと自発呼吸トライアル
		Choice of analgesia and sedation 鎮痛と鎮静の選択
Delirium：せん妄	CAM-ICU, ICDSC	Delirium: assess, prevent and manage せん妄の評価，予防と管理
Immobility：不動	ICU mobility scale, Barthel Index など	Early mobility and exercise 早期離床と運動療法
Sleep disruption：睡眠障害		Family engagement and empowerment 家族の力の活用・促進

CPOT：critical-care pain observation tool，NRS：numeric rating scale，BPS：behavior pain scale，RASS：Richmond agitation-sedation scale，
SAS：sedation-agitation scale，CAM-ICU：confusion assessment method for the intensive care unit，
ICDSC：intensive care delirium screening checklist，SAT：spontaneous awaking trial SBT:spontaneous breathing trial

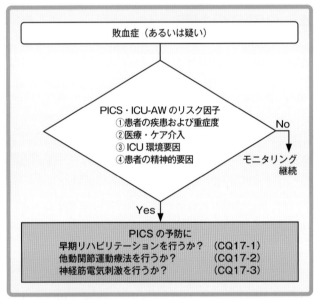

図2 日本版敗血症診療ガイドライン2020のPICS・ICU-AWの診療フロー
（文献[30]より改変）

防に対する介入として3つの介入が取り上げられており，①PICSの予防に早期リハビリテーションを行うことを弱く推奨する，②標準治療として他動関節運動療法を行うことを弱く推奨する，③標準的治療としてICU-AW予防に神経筋電気刺激を行わないことを弱く推奨する，という3つの推奨文が出ている．

早期リハビリテーションについては，日本では「疾患の新規発症，手術または急性増悪から48時間以内に開始される運動機能，呼吸機能，摂食嚥下機能，消化吸収機能，排泄機能，睡眠機能，免疫機能，精神機能，認知機能など

の各種機能の維持，改善，再獲得を支援する一連の手段」と定義されている[31]．2018年の診療報酬改定から，特定集中治療室管理料の加算として，早期離床・リハビリテーション加算が新設され，多職種からなるチームの設置と，48時間以内の介入と，計画書の作成と定期的な評価，プロトコルの整備と定期的な見直しが要件となっている．

他動関節運動療法は，J-SSCG2020のなかでは「関節可動域運動や床上自転車エルゴメータ運動」と定義されている．他動関節運動療法の関節可動域運動は，早期目標指向型離床（early goal-directed mobilization；EGDM）[32,33]に代表される早期リハビリテーションプロトコルにおいて最初に行われるものである．EGDMに関する研究のpost hoc解析として，リハビリテーション開始時の意識レベルの違いによる効果が検証されている[34]．GCS 8以下の意識障害のある患者に対しても他動関節運動療法から始めるプロトコルに沿ったEGDMを開始することは対照群と比べ退院時の機能自立が有意に多かったと結論づけられている．早期リハビリテーションの初期段階としてICU入室時早期から他動関節運動療法を導入し，従命動作が可能となりベッド外でのリハビリテーションを行える状態になれば，離床を含む早期リハビリテーションに移行することを支持する研究であると考える．

敗血症，浮腫，昇圧剤の使用は神経筋電気刺激により筋収縮が起こりにくい要素として報告されている[35]．敗血症患者おいてはこれらのすべての要素を満たすことも少なく

なく，神経筋電気刺激による筋収縮が生じにくいことが予想され，実際 J-SSCG2020 でも標準治療として ICU-AW 予防に神経筋電気刺激を行わないことが弱く推奨されている．一方で，循環動態が不安定であり早期に離床など積極的運動療法を実施することが困難な場合に，神経筋電気刺激により筋収縮が生じることを確認できるのであれば用いることを否定するものではない．近年，国内外から神経筋電気刺激により筋力や ADL を改善し在院日数を減少させるという報告がされており[36-38]，今後のエビデンスの集積により推奨の方向性が変わる可能性ある．

おわりに

敗血症患者は PICS 発症のリスクが高く，身体障害，認知機能障害，精神機能障害のスクリーニングを評価可能となった時期から行っていく必要がある．循環動態が不安定な患者においては，ベッド外への早期リハビリテーションを行うことが難しく，長期臥床を強いられることがあるが，ABCDEF バンドルを用いた適切な患者管理を行うことで PICS 予防を行うことが可能となる．

参考・引用文献

1) Needham DM, Davidson J, Cohen H, et al.: Improving long-term outcomes after discharge from intensive care unit: report from a stakeholders' conference. *Crit Care Med*, 40: 502-509, 2012.

2) Desai SV, Law TJ, & Needham DM: Long-term complications of critical care. *Crit Care Med*, 39: 371-379, 2011.

3) Herridge MS, Tansey CM, Matté A, et al.: Functional disability 5 years after acute respiratory distress syndrome. *N Engl J Med*, 364: 1293-1304, 2011.

4) Wilcox ME, Patsios D, Murphy G, et al.: Radiologic outcomes at 5 years after severe ARDS. *Chest*, 143: 920-926, 2013.

5) Kress JP, & Hall JB: ICU-acquired weakness and recovery from critical illness. *N Engl J Med*, 370: 1626-1635, 2014.

6) Fuke R, Hifumi T, Kondo Y, et al.: Early rehabilitation to prevent postintensive care syndrome in patients with critical illness: a systematic review and meta-analysis. *BMJ Open*, 8: e019998, 2018.

7) Stevens RD, Marshall SA, Cornblath DR, et al.: A framework for diagnosing and classifying intensive care unit-acquired weakness. *Crit Care Med*, 37: S299-S308, 2009.

8) Vanpee G, Hermans G, Segers J, et al.: Assessment of limb muscle strength in critically ill patients: a systematic review. *Crit Care Med*, 42: 701-711, 2014.

9) 渡辺伸一・葛川 元・劉 啓文ほか：ICU 入室の重症患者における四肢筋力評価プロトコル 日本語版 ICU Medical Research Council Score (ICU MRC score-J). https://www.rishou.org/wp-content/uploads/2019/10/MRC_score_J.pdf（2022年11月閲覧）

10) Van Aerde N, Meersseman P, Debaveye Y, et al.: Five-year impact of ICU-acquired neuromuscular complications: a prospective, observational study. *Intensive Care Med*, 46: 1184-1193, 2020.

11) Yende S, Austin S, Rhodes A, et al.: Long-Term Quality of Life Among Survivors of Severe Sepsis: Analyses of Two International Trials. *Crit Care Med*, 44: 1461-1467, 2016.

12) Hodgson C, Needham D, Haines K, et al.: Feasibility and inter-rater reliability of the ICU Mobility Scale. *Heart Lung*, 43: 19-24, 2014.

13) 葛川 元・小谷 透・對東俊介ほか：集中治療室活動度スケール (ICU Mobility Scale 日本語版). https://www.rishou.org/wp-content/uploads/2019/10/IMSver.pdf（2022年11月閲覧）

14) Society of Crinical Care Medicine：Post-intensive Care Syndrome. https://www.sccm.org/MyICUCare/THRIVE/Post-intensive-Care-Syndrome（2022年11月閲覧）

15) Kawakami D, Fujitani S, Morimoto T, et al.: Prevalence of post-intensive care syndrome among Japanese intensive care unit patients: a prospective, multicenter, observational J-PICS study. *Crit Care*, 25: 69, 2021.

16) Iwashyna TJ, Ely EW, Smith DM, et al.: Long-term cognitive impairment and functional disability among survivors of severe sepsis. *JAMA*, 304: 1787-1794, 2010.

17) Nasreddine ZS, Phillips NA, Bédirian V, et al.: The Montreal Cognitive Assessment, MoCA: a brief screening tool for mild cognitive impairment. *J Am Geriatr Soc*, 53: 695-699, 2005.

18) 鈴木宏幸・藤原佳典：Montreal Cognitive Assessment（MoCA）の日本語版作成とその有効性について．老年精医誌, 21：198-201, 2010.

19) Folstein MF, Folstein SE, & McHugh PR: "Mini-mental state". A practical method for grading the cognitive state of patients for the clinician. *J Psychiatr Res*, 12: 189-198, 1975.

20) 加藤伸司：改訂長谷川式簡易知能評価スケール（HDS-R）の作成．老年精医誌, 2：1339-1347, 1991.

21) Nikayin S, Rabiee A, Hashem MD, et al.: Anxiety symptoms in survivors of critical illness: a systematic review and meta-analysis. *Gen Hosp Psychiatry*, 43: 23-29, 2016.

22) Righy C, Rosa RG, da Silva RTA, et al.: Prevalence of post-traumatic stress disorder symptoms in adult critical care survivors: a systematic review and meta-analysis. *Crit Care*, 23:

213, 2019.

23) Unoki T, Sakuramoto H, Uemura S, et al.: Prevalence of and risk factors for post-intensive care syndrome: multicenter study of patients living at home after treatment in 12 Japanese intensive care units, SMAP-HoPe study. *PLoS One*, 16: e0252167, 2021.

24) Zigmond AS, & Snaith RP: The hospital anxiety and depression scale. *Acta Psychiatr Scand*, 67: 361-370, 1983.

25) Weiss DS, & Marmar CR: The impact of event scale—Revised. *Assessing psychological trauma and PTSD*. Wilson JP, et al, eds. Guilford, p399-411, 1997.

26) Stoll C, Kapfhammer HP, Rothenhäusler HB, et al.: Sensitivity and specificity of a screening test to document traumatic experiences and to diagnose post-traumatic stress disorder in ARDS patients after intensive care treatment. *Intensive Care Med*, 25: 697-704, 1999.

27) Devlin JW, Skrobik Y, Gélinas C, et al.: Clinical Practice Guidelines for the Prevention and Management of Pain, Agitation/Sedation, Delirium, Immobility, and Sleep Disruption in Adult Patients in the ICU. *Crit Care Med*, 46: e825-e873, 2018.

28) Barnes-Daly MA, Phillips G, & Ely EW: Improving Hospital Survival and Reducing Brain Dysfunction at Seven California Community Hospitals: Implementing PAD Guidelines Via the ABCDEF Bundle in 6,064 Patients. *Crit Care Med*, 45: 171-178, 2017.

29) Pun BT, Balas MC, Barnes-Daly MA, et al.: Caring for Critically Ill Patients with the ABCDEF Bundle: Results of the ICU Liberation Collaborative in Over 15,000 Adults. *Crit Care Med*, 47: 3-14, 2019.

30) 日本版敗血症診療ガイドライン2020作成特別委員会：日本版敗血症診療ガイドライン2020．日集中医誌，28：S1-S411，2021.

31) 日本集中治療医学会早期リハビリテーション検討委員会：集中治療における早期リハビリテーション ～根拠に基づくエキスパートコンセンサス～．日集中医誌，24：255-303，2017.

32) Schaller SJ, Anstey M, Blobner M, et al.: Early, goal-directed mobilisation in the surgical intensive care unit: a randomised controlled trial. *Lancet*, 388: 1377-1388, 2016.

33) Hodgson CL, Bailey M, Bellomo R, et al.: A Binational Multicenter Pilot Feasibility Randomized Controlled Trial of Early Goal-Directed Mobilization in the ICU. *Crit Care Med*, 44: 1145-1152, 2016.

34) Schaller SJ, Scheffenbichler FT, Bose S, et al.: Influence of the initial level of consciousness on early, goal-directed mobilization: a post hoc analysis. *Intensive Care Med*, 45: 201-210, 2019.

35) Segers J, Hermans G, Bruyninckx F, et al.: Feasibility of neuromuscular electrical stimulation in critically ill patients. *J Crit Care*, 29: 1082-1088, 2014.

36) Nakamura K, Kihata A, Naraba H, et al.: Efficacy of belt electrode skeletal muscle electrical stimulation on reducing the rate of muscle volume loss in critically ill patients: A randomized controlled trial. *J Rehabil Med*, 51: 705-711, 2019.

37) Nakanishi N, Oto J, Tsutsumi R, et al.: Effect of Electrical Muscle Stimulation on Upper and Lower Limb Muscles in Critically Ill Patients: A Two-Center Randomized Controlled Trial. *Crit Care Med*, 48: e997-e1003, 2020.

38) Campos DR, Bueno TBC, Anjos JSGG, et al.: Early Neuromuscular Electrical Stimulation in Addition to Early Mobilization Improves Functional Status and Decreases Hospitalization Days of Critically Ill Patients. *Crit Care Med*, 50: 1116-1126, 2022.

Profile

對東俊介（たいとう しゅんすけ）
広島大学病院 診療支援部 リハビリテーション部門 主任理学療法士
2006年 広島大学 医学部 保健学科 理学療法学専攻 卒業，2011年 広島大学大学院 保健学研究科 保健学専攻 博士課程後期 修了，同年より現職.

11

Patient- and Family-centered careのポイント：患者・家族への視点

河合佑亮

藤田医科大学病院 看護部

Point 1 集中治療後症候群について説明できる.

Point 2 ICU における主な Patient- and Family-centered care について説明できる.

Point 3 ICU 退室後の主な Patient- and Family-centered care について説明できる.

はじめに

重症患者の短期的生命予後改善の一方で，ICU を退室した患者の多くは長期にわたり身体機能・認知機能・精神の障害を抱えて生活している現状が明らかになっている[1]. 救急・集中治療医学が発展しても，多くの救命患者が要介護となるような構図は社会的にみても健全な状態とはいえず，救急・集中治療の存在自体が揺るぎかねない潜在的な問題を孕んでいる. 救急・集中治療の対象となる患者は生活者である人間であり，救命はもとより，患者と家族の視点に立って，救命の先にあるその人の価値ある生活を取り戻していくための診療が強く求められている. 本稿では，日本と海外の敗血症診療ガイドライン[2,3]などを参考に，患者や家族の生活の質の向上に資するPatient- and Family-centered care について概説する.

1. PICS とは

集中治療後症候群（Post Intensive Care Syndrome；PICS）とは，ICU 在室中あるいは退室後，さらには退院後に生じる身体機能・認知機能・精神の障害とされ，図1に示される概念である[4]. 日本における多施設観察研究によると，48時間以上の人工呼吸器管理が予測される ICU 入室患者192人（年齢の中央値74歳）のうち25.0%が6か月以内に死亡し，6か月後に質問紙を回答・返送できた96人のうちPICSの有病率は実に63.5%であり，その内訳は身体機能障害32.3%，精神障害14.6%，認知機能障害37.5%（複数の機能障害を有する患者17.8%を含む）であった（図2）と報告されている[5]. また，日本における別の多施設観察研究においても，ICU 退室1年後に自宅で生活し，質問紙を回答・返送できた778人のうち，PTSD（post-traumatic stress disorder）または不安，うつのいずれかの精神障害の有病率は33.8%であった（図3）と報告されている[6]. さらにPICSは，表1に示すとおり，患者と生活をともにする家族の精神にも影響を与えること（PICS-Family；PICS-F）も明らかになっており[1]，これらの問題の裾野の広さは計り知れないものとなってきている.

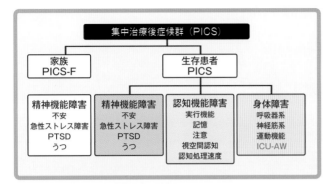

図1 PICSの概念図（文献[4]より改変）

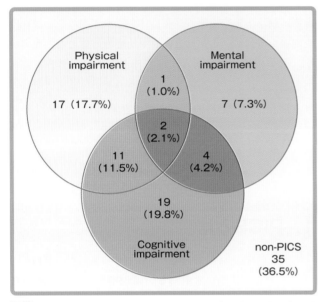

図2 日本における6か月後のPICSの有病率（48時間以上の人工呼吸器管理が予測されるICU入室患者）（文献[5]より引用）

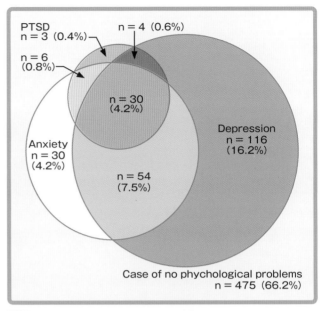

図3 日本における1年後のPICS（精神障害）の有病率（ICUに3泊以上滞在した患者）（文献[6]より引用）

表1 PICS-Fの構成要素と有病率（文献[1]より改変）

PICS-Fの構成要素	フォローアップ期間	有病率
うつ	1週間	14.6 ～ 66.7%
	1 ～ 3か月	8 ～ 48.5%
	1 ～ 6か月	17.9%
	1 ～ 12か月	6 ～ 43.4%
不安	1週間	42 ～ 66%
	1 ～ 3か月	21 ～ 49.3%
	1 ～ 6か月	15 ～ 24%
PTSD	3 ～ 6か月	33.1 ～ 49.0%
負担感	ICU ～ 2か月	36%
複雑性悲嘆	3 ～ 12か月	5 ～ 46%

2. PICSに対するケア

　『日本版敗血症診療ガイドライン2016』（J-SSCG2016）が世界に先駆けてPICSを独立した領域として取り上げたのを発端に，『日本版敗血症診療ガイドライン2020』[2]（J-SSCG2020）では新たに"Patient-and Family-Centered Care"をさらに独立した領域として取り上げた．この領域では，患者と家族の精神に関連した内容，療養環境や意思決定支援などに関する内容を扱う領域として主にICUにおけるケアに係る推奨を記載している．一方，『国際版敗血症診療ガイドライン2021』[3]（SSCG2021）では新たに"Long-term outcomes and Goals of care（長期予後とケアの目標）"の領域を取り上げ，主にICU退室後におけるケアに係る推奨を記載している．な

お，PICSにおける身体機能に関連した内容については，本誌「10. Post intensive care syndrome（PICS）診療・リハビリのポイント：長期予後の改善」を参照されたい．

3. ICUにおけるPatient-and Family-centered care

PICSに関する情報提供

　日本集中治療医学会会員が勤務するICUを対象とした2021年の調査によると，PICSという用語や疾患概念がICUで周知・使用されている割合は75.5%であった[7]．ICU

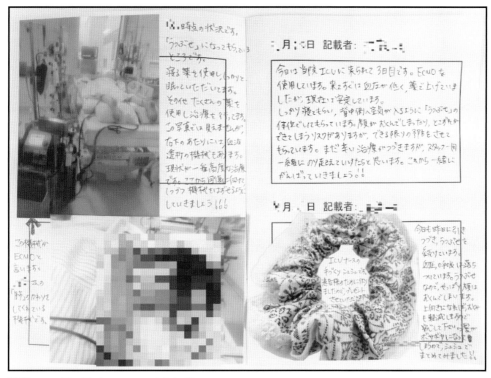

図4 ICU日記の例（COVID-19重症患者）

に従事する医療者間でのPICSの認知度は向上してきているが，依然としてPICSを知らない医療者も一定数存在することから，PICSに関する知識を有する患者と家族は少ないと推察される．口頭での説明に加えて視覚的なツールを用いた情報提供は，より質の高い理解につながる可能性がある[8]．フランス34施設におけるRCTでは，PICSに特化した情報ではないが，ICUの概要や病室と医療機器に関する情報，ICUで使用される専門用語に関する情報が記載されたリーフレットによる情報提供の結果，診断や予後，治療に関する家族の理解や満足度が向上したとされている[9]．患者や家族が不十分な情報のなかでPICSに対峙することがないように，PICSに関する情報提供が必要である．

ICU日記

　ICU入室患者は意識障害や深鎮静管理下にあることが多く，ICUでの記憶の一部または全部が欠損，あるいは実際にはなかった出来事が鮮明な記憶として思い起こされるなどの妄想的記憶を持っていることが明らかになっている[10, 11]．ICU日記とは，ICUでの患者の日々の状況などについて医療者や家族が日記に記載し，患者の回復後にその日記をわたすことによって，患者の記憶を正しく整理・再構築することを支援するための介入であり，患者の精神障害やQOLを改善させることが示唆されている[12]．また，ICU日記は家族への効果も期待されており，ICU日記の介入が実施された患者の家族を対象にした質的研究によると，家族は，ICU日記を通して医療情報を理解・共有することができたと説明し，さらに，家族の存在や患者への愛情の表現を日記に記載することによって，患者とのつながりを維持することができたと説明している[13]．COVID-19パンデミック下において筆者の施設で実施したICU日記の1ページを図4に示す．ICU日記の記載にあたっての負担は多くはなく，容認性や実行可能性は十分であることから，患者や家族の希望に応じて実施していくことが望ましい．

身体抑制の実施を最小限にする

　身体抑制とは「抑制帯等，患者の身体又は衣服に触れる何らかの用具を使用して，一時的に当該患者の身体を拘束し，その運動を抑制する行動の制限」をいう[14]．日本

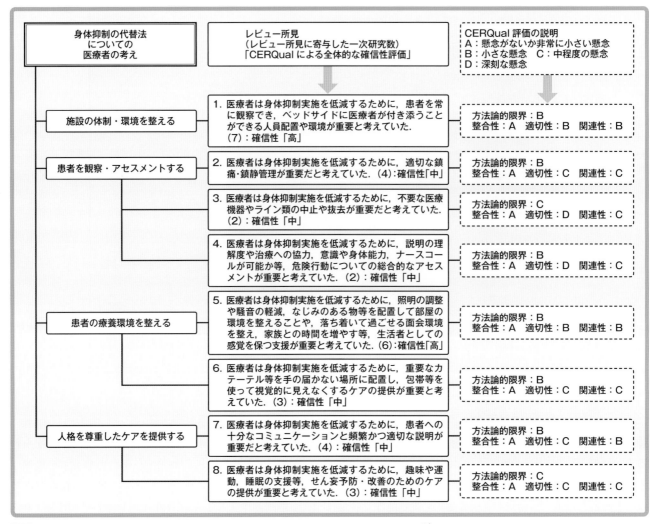

図5 Summary of Qualitative Findings（身体抑制の代替法についての医療者の考え）（文献[16]より引用）

のICUにおける多施設前向き観察研究[15]によると，身体抑制の実施率はICU患者全体では32.9％，人工呼吸器装着患者では41.5％と報告されている．身体抑制は，医療デバイスの計画外抜去などから患者の安全を守るために一般的に実施される介入である[16]が，その効果については十分に検証されておらず，効果が明らかではないにもかかわらず臨床において頻繁に実践されている稀有な行為である．ICUにおける身体抑制に関する質的システマティックレビューによると，患者は身体抑制について安全確保のため問題ないとする一方で，人権侵害などのため実施すべきでないと考えていたとするレビュー所見が示されており[17]，図5に示す身体抑制の代替法に関するレビュー所見を活用しながら身体抑制の実施を最小限にしていく必要がある．

睡眠ケア

ICU入室患者は，騒音や光などの環境因子，痛みや不快などの生理的・病態生理学的因子，処置やバイタルサイン測定などのケア関連因子，不安・ストレスや恐怖などの心理的因子によって，睡眠の質の低下が生じている[18]．ICU滞在中の睡眠障害が長期的なアウトカムに与える影響については依然として明らかになっていないが，患者中心のケアの観点からは，療養における時間の大部分を占める睡眠の質を向上させることは非常に重要である．睡眠を促進させるための非薬物的介入としては，騒音の低減，照明の調整，処置やケアの実施時間の見直し，痛みの適切な評価と管理，日中での早期離床の実施，日付や時間

表2 面会制限の緩和に関する大規模RCTの主な結果（文献[22]を参考に作成）

		自由な面会群[※1]（平均面会時間 4.8 時間／日）	対照群（平均面会時間 1.4 時間／日）	p値
患者	せん妄発症率（主要評価項目）	18.9%	20.1%	0.44
	感染症発生率	3.7%	4.5%	0.38
	ICU 在室期間	5.0（3.0〜8.0）日[※2]	5.0（3.0〜8.0）日[※2]	0.99
	最初の 7 日間の非人工呼吸器装着日数	5.9（2.2）日[※3]	6.0（2.1）日[※3]	0.99
	院内死亡率	14.8%	14.4%	0.99
	身体抑制実施率	19.0%	18.4%	0.98
	デバイス計画外抜去率	7.8%	7.7%	0.89
家族	不安（HADS）[※4]	6.0（3.0〜8.2）点[※2]	7.0（4.0〜11.0）点[※2]	< 0.001
	うつ（HADS）[※4]	4.0（2.0〜8.0）点[※2]	5.0（2.0〜9.0）点[※2]	0.003
	満足度（CCFNI）[※5]	146.1（18.8）[※3]	132.6（22.9）[※3]	< 0.001
	患者ケアへの関与についての自己認識[※6]	13.8（7.1）[※3]	8.4（6.3）[※3]	< 0.001
	医療者のバーンアウト	22.0%	24.8%	0.36

※1 自由な面会に加えて，家族は，ICUの環境や感染管理，多職種連携，緩和ケア，せん妄についての体系的なミーティングに最低1回は参加した.
※2 中央値（四分位範囲）
※3 平均値（標準偏差）
※4 HADS（Hospital Anxiety and Depression Scale）は点数が高いほど，症状が重度であることを示す.
※5 CCFNI（Critical Care Family Needs Inventory）は点数が高いほど，満足度が高いことを示す.
※6 点数が高いほど，患者ケアに頻繁に関与していると認識していることを示す.

などに関する定期的なオリエンテーションの実施など多岐にわたり[19]，J-SSCG2020において推奨される換気補助や耳栓・アイマスク・音楽療法と併せて実施を検討していくことが望ましい.

面会制限の緩和

日本のICUにおける2011年の全国調査[20]では，75.4％が面会時間の制限を，92.4％が面会者の制限を設けており，この割合は2019年の調査[20]でも同様（面会時間制限75.8％，面会者制限81.5％）であった．面会制限の理由として，治療や処置のため，感染防御のため，患者安全の保持のため，プライバシー保護のためなどが挙げられており，これは国内外共通である[20,22]．しかし，2019年にブラジルの36施設の成人ICU（患者1685人，患者家族1295人）を対象にした大規模RCT[23]では，面会制限の緩和は感染症発生率や医療者のバーンアウト率を上昇させることなく実施可能であり，家族の不安やうつをわずかながらも低減し，家族の満足度や患者ケアへの関与を向上させる可能性が示されている（表2）．そのため，セキュリティやプライバシー保護が担保されるのであれば面会制限の緩和を推進できない理由は少なく，適切な情報提供のもと面会制限を緩和することが望ましい.

意思決定支援

看護師を中心としたICUチームによる多面的家族支援（定期的にケアの目標について話し合うことを含む）の効果を検証した多施設RCT[24]では，コミュニケーションの質や患者・家族を中心としたケアに対する家族の評価の向上が示唆されている．また，ICU退室前の家族との話し合いによって家族の不安レベルが軽減したと報告する観察研究もある[25]．48時間以上のICU在室が予測される患者の家族に対して行われた米国における小規模な観察研究[26]によると，患者の治療に関する意思決定に対して受動的（passive）な役割を選択した家族は，能動的（active）な役割を選択した家族や医師と責任を共有すること（shared）を選択した家族と比較して，不安やうつを有する割合が高かったことが報告されている（図6）ように，医療者と患者，家族との話し合いを充実させ，意思決定を支援することが望ましい.

とくに終末期においては，70％の患者が自身で意思決定できないと報告されており[27]，代理意思決定を行う家族などの精神的負担は計り知れない．代理意思決定を行うことによる家族に与える影響について検証したシステマティックレビューによると，ほとんどの家族がネガティブな感情

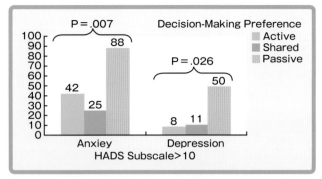

図6 患者の治療に関する意思決定への役割別の精神障害（不安とうつ）を有する家族の割合（文献[25]より引用）

負担を抱え，これらの負の影響は数か月から数年にわたることが示されている[28]．患者にとっての最善について対話し考えるプロセスがshared decision making（共同意思決定）であり，ACP（advance care planning）の根幹を成し，「患者による意思決定を基本」とし，家族への十分かつ適切な情報提供のもと，多職種カンファレンスなどで議論を重ね，方針の決定を行うことが重要である[29]．患者の意思確認ができない場合には，患者の推定意思，価値観や意向を尊重し，患者にとっての最善の方針を医療者と家族が「一緒に考えていく」プロセスが重要である[29]．また，このプロセスは，一度意思決定されたら終了ではなく，時間の経過，心身の状態の変化，医学的評価の変更などに応じて，繰り返し行われることが大切であり，このようなプロセスは，死別後の家族のストレス・うつ・不安を低減すると報告されている[30]．

4. ICU退室後のPatient- and Family-centered care

ICU退室後の外来診療

PICSからの回復には数か月から数年を要することから[31]，患者に生じた機能障害をICU退室後も継続して管理・支援できることが重要である．自宅や診療所での対面診察，電話相談などが含まれたフォローアップに関する研究を対象にしたシステマティックレビューによると，患者の精神障害がわずかに改善する可能性が示されている[3]．とくに海外ではICU退室後のフォローアップ外来（**PICS外来**）が多く設置され，スクリーニングツールを用いた身体・精神・認知機能やQOLなどの評価，リハビリテーション，精神・認知機能のサポート，適切な専門外来の紹介，服薬管理などのサービスが提供されている[32]．日本におけるPICS外来に関するデータは少ないが，外来において臨床家が患者の訴えを聞き，機能評価の結果などをフィードバックすることで，PICSに対する有効な対策を選択することができる可能性があり[33]，今後拡大させていくことが望ましい．

ICU退室後の訪問

ICUの医療者（看護師，呼吸療法士，医師など）が，ICU退室後の患者を数日間または臨床的に安定するまで病棟で毎日フォローアップを行う介入に関するシステマティックレビューによると，院内死亡率の低下やICU再入室率の低下に関連することが示されている[3]．ICUから病棟への転棟時は情報損失やエラー発生の頻度が高い不安定な時期であることからも[34, 35]，ICU退室後の訪問を実施できることが望ましい．このような取り組みは2021年時点において日本の32.7％のICUで実施され，患者の身体機能の回復に寄与する可能性が報告されており[7]，今後ますます推進されていくことが期待される．

退室先や退院先への適切な情報提供

米国の急性期呼吸器系ユニットに入院した患者を対象にした観察研究によると，患者の退院時に書面に加えて電話での情報共有を実施した場合，実施前と比較して，退院後72時間以内の再入院率が低下し，病院の総コストが減少したとされている[36]．患者の転棟や転院，退院時には，医療機能間でのコミュニケーションエラーが生じやすいことから[37]，PICSも含めた情報を患者のすべての療養の場で切れ目なくつないでいくことが重要である．しかし，日本における退院後の医療機関などへの病院からのPICSに関する情報提供の実施率は2021年時点で19.1％と少なく[21]，患者の次の診療を担う医療機関などに確実に情報をつないでいくことが求められる．

おわりに

　ガイドラインなどを参考にPatient- and Family-centered careに関して概説した．家族へのPICSケアに関するRCTを対象にしたシステマティックレビュー[38]によると，あらゆるケアにおいて，積極的なコミュニケーションと情報提供が重要であると報告している．本稿で取り上げたPatient- and Family-centered careは，その多くが適切なコミュニケーションや情報提供を促進させるものであり，共通点を見いだすことができる．本領域はエビデンスに乏しい領域であるが，今後の敗血症診療，および集中治療の質を向上しうる非常に重要な領域であると考える．個々の患者と家族を前に，その人の人間性を尊重し，適切なコミュニケーションや情報提供を重視した"Patient- and Family-centered care"が今後一層に発展していくことを心より期待する．

参考・引用文献

1) Inoue S, Hatakeyama J, Kondo Y, et al.: Post-intensive care syndrome: its pathophysiology, prevention, and future directions. Acute Med Surg, 25; 6: 233-246, 2019.

2) 日本版敗血症診療ガイドライン2020作成特別委員会：日本版敗血症診療ガイドライン2020．日集中医誌, 28：S1-411, 2021.

3) Evans L, Rhodes A, Alhazzani W, et al.: Surviving sepsis campaign: international guidelines for management of sepsis and septic shock 2021. Intensive Care Med, 47: 1181-1247, 2021.

4) Needham DM, Davidson J, Cohen H, et al.: Improving long-term outcomes after discharge from intensive care unit: report from a stakeholders' conference. Crit Care Med, 40: 502-509, 2012.

5) Kawakami D, Fujitani S, Morimoto T, et al.: Prevalence of post-intensive care syndrome among Japanese intensive care unit patients: a prospective, multicenter, observational J-PICS study. PLoS One, 16: e0252167, .2021.

6) Unoki T, Sakuramoto H, Uemura S, et al.: Prevalence of and risk factors for post-intensive care syndrome: Multicenter study of patients living at home after treatment in 12 Japanese intensive care units, SMAP-HoPe study. PLoS One, 16: e0252167, 2021.

7) 日本集中治療医学会PICS対策・生活の質改善検討委員会：本邦の診療現場におけるICU退室後のフォローアップに関する実態調査．日集中医誌, 29：165-176, 2022.

8) Burelli G, Berthelier C, Vanacker H, et al.: Impact of a visual aid on discordance between physicians and family members about prognosis of critically ill patients. Anaesth Crit Care Pain Med, 37: 207-210, 2018.

9) Azoulay E, Pochard F, Chevret S, et al.: Impact of a family information leaflet on effectiveness of information provided to family members of intensive care unit patients: a multicenter, prospective, randomized, controlled trial. Am J Respir Crit Care Med, 165: 438-442, 2002.

10) Costa JB, Marcon SS, Macedo CR, et al.: Sedation and memories of patients subjected to mechanical ventilation in an intensive care unit. Rev Bras Ter Intensiva, 26: 122-129, 2014.

11) Burry L, Cook D, Herridge M, et al.: Recall of ICU Stay in Patients Managed With a Sedation Protocol or a Sedation Protocol With Daily Interruption. Crit Care Med, 43: 2180-2190, 2015.

12) Barreto BB, Luz M, Rios MNO, et al.: The impact of intensive care unit diaries on patients'and relatives'outcomes: a systematic review and meta-analysis. Crit Care, 23: 411, 2019.

13) Garrouste-Orgeas M, Périer A, Mouricou P, et al.: Writing in and reading ICU diaries: qualitative study of families'experience in the ICU. PLoS One, 9: e110146, 2014.

14) 厚生労働省：厚生労働省通知 令和2年3月5日付け保医発0305第1号別添1. https://www.mhlw.go.jp/web/t_doc?dataId=00tc4894&dataType=1（2022年11月閲覧）

15) Kawai Y, Hamamoto M, Miura A, et al.: Prevalence of and factors associated with physical restraint use in the intensive care unit: a multicenter prospective observational study in Japan. Intern Emerg Med, 17: 37-42, 2022.

16) Benbenbishty J, Adam S, & Endacott R: Physical restraint use in intensive care units across Europe: the PRICE study. Intensive Crit Care Nurs, 26: 241-245, 2010.

17) 河合佑亮・山田　亨・山川一馬 他：集中治療室における身体的拘束（身体抑制）に関する質的システマティックレビュー．日集中医誌, 28：277-86, 2021.

18) Devlin JW, Skrobik Y, Gélinas C, et al.: Clinical Practice Guidelines for the Prevention and Management of Pain, Agitation / Sedation, Delirium, Immobility, and Sleep Disruption in Adult Patients in the ICU. Crit Care Med, 46: e825-e873, 2018.

19) Patel J, Baldwin J, Bunting P, et al.: The effect of a multicomponent multidisciplinary bundle of interventions on sleep and delirium in medical and surgical intensive care patients. Anaesthesia, 69: 540-549, 2014.

20) 百田武司・木村勇喜・中山　奨：日本の集中治療室における面会の実態調査（第1報）面会の機会拡大に向けての検討．日本赤十字広島看護大学紀要, 14：19-27, 2014.

21) 日本集中治療医学会PICS対策・生活の質改善検討委員会：本邦の診療現場におけるpost-intensive care syndrome（PICS）の実態調査．日集中医誌, 26：467-475, 2019.

22) Cappellini E, Bambi S, Lucchini A, *et al.*: Open intensive care units: a global challenge for patients, relatives, and critical care teams. *Dimens Crit Care Nurs*, 33: 181-193, 2014.

23) Rosa RG, Falavigna M, da Silva DB, *et al.*: Effect of Flexible Family Visitation on Delirium Among Patients in the Intensive Care Unit: The ICU Visits Randomized Clinical Trial. *JAMA*, 322: 216-228, 2019.

24) White DB, Angus DC, Shields AM, *et al.*: A Randomized Trial of a Family-Support Intervention in Intensive Care Units. *N Engl J Med*, 378: 2365-2375, 2018.

25) Bokinskie JC: Family conferences: a method to diminish transfer anxiety. *J Neurosci Nurs*, 24: 129-133, 1992.

26) Anderson WG, Arnold RM, Angus DC, *et al.*: Passive decision-making preference is associated with anxiety and depression in relatives of patients in the intensive care unit. *J Crit Care*, 24: 249-254, 2009.

27) Silveira MJ, Kim SY, & Langa KM: Advance directives and outcomes of surrogate decision making before death. *N Engl J Med*, 362: 1211-1218, 2010.

28) Wendler D, & Rid A: Systematic review: the effect on surrogates of making treatment decisions for others. *Ann Intern Med*, 154: 336-346, 2011.

29) 厚生労働省：人生の最終段階における医療・ケアの決定プロセスに関するガイドライン. https://www.mhlw.go.jp/file/04-Houdouhappyou-10802000-Iseikyoku-Shidouka/0000197701.pdf（2022年10月閲覧）

30) Detering KM, Hancock AD, Reade MC, *et al.*: The impact of advance care planning on end of life care in elderly patients: randomised controlled trial. *BMJ*, 340: c1345, 2010.

31) Iwashyna TJ, Ely EW, Smith DM, *et al.*: Long-term cognitive impairment and functional disability among survivors of severe sepsis. *JAMA*, 304: 1787-1794, 2010.

32) Griffiths JA, Barber VS, Cuthbertson BH, *et al.*: A national survey of intensive care follow-up clinics. *Anaesthesia*, 61: 950-955, 2006.

33) Nakamura K, Kawasaki A, Suzuki N, *et al.*: Grip strength correlates with mental health and quality of life after critical care: a retrospective study in a post-intensive care syndrome clinic, *J Clin Med*, 10: 3044, 2021.

34) Garcea G, Thomasset S, McClelland L, *et al.*: Impact of a critical care outreach team on critical care readmissions and mortality. *Acta Anaesthesiol Scand*, 48: 1096-1100, 2004.

35) Stelfox HT, Bastos J, Niven DJ, *et al.*: Critical care transition programs and the risk of readmission or death after discharge from ICU. *Intensive Care Med*, 42: 401-410, 2016.

36) Hess DR, Tokarczyk A, O'Malley M, *et al.*: The value of adding a verbal report to written handoffs on early readmission following prolonged respiratory failure. *Chest*, 138: 1475-1479, 2010.

37) Matthaeus-Kraemer CT, Thomas-Rueddel DO, Schwarzkopf D, *et al.*: Crossing the handover chasm: Clinicians' perceptions of barriers to the early detection and timely management of severe sepsis and septic shock. *J Crit Care*, 36: 85-91, 2016.

38) Zante B, Camenisch SA, & Schefold JC: Interventions in Post-Intensive Care Syndrome-Family: A Systematic Literature Review. *Crit Care Med*, 48: e835-e840, 2020.

Profile

河合佑亮（かわい ゆうすけ）
藤田医科大学病院 看護部
藤田医科大学病院ICU, HCUなどでの勤務を経て, 2019年より日本看護協会医療政策部医療制度課, 2021年より再びICUに勤務. 2013年 集中ケア認定看護師の資格取得. 日本集中治療医学会評議員, 日本呼吸療法医学会代議員.

12

『日本版敗血症診療ガイドライン2022 初期治療とケアバンドル（J-SSCG2022バンドル）』：急性期を束ねて

江木盛時

京都大学大学院 医学研究科 侵襲反応制御医学講座 麻酔科学分野 教授

Point ① 診療バンドルの意義を説明できる.

Point ② 敗血症早期発見における迅速評価を説明できる.

Point ③ 敗血症初期治療バンドルを説明できる.

Point ④ ICUにおける急性期介入を説明できる.

はじめに

敗血症は緊急対応を要する疾患であり，初期治療が遅れることで予後が悪化することが知られている．事実，敗血症の早期発見と適切な即時治療は，急性心筋梗塞や脳卒中と同様に，患者転帰を改善することが知られている[1,2]．

敗血症診療ガイドラインは，敗血症診療のガイドラインであるとともに，急性期医療のガイドラインでもあるという側面があり，その内容は多岐にわたる．2020年9月に先行公開され，2021年2月に本編が学会誌に掲載された『日本版敗血症診療ガイドライン（J-SSCG）2020』では，①敗血症の定義と診断，②感染症の診断，③感染症のコントロール，④抗菌薬治療，⑤免疫グロブリン，⑥初期蘇生と循環作動薬，⑦ステロイド療法，⑧輸血療法，⑨呼吸療法，⑩痛み・不穏・せん妄の管理，⑪AKI・血液浄化療法，⑫栄養療法，⑬血糖管理，⑭体温管理，⑮DIC診断と治療，⑯静脈血栓塞栓対策，⑰PICSとICU-AW，⑱小児，⑲神経集中治療，⑳Patients-and Family-Centered Care，㉑Sepsis Treatment System，㉒ストレス潰瘍の22領域において，116のCQに対し，治療超早期，早期，晩期といったさまざまな時間軸における推奨が提示されている[3,4]．

このような推奨群を利用しやすく提示するために，J-SSCG2020本編では，診療フローが提示され，その後，ベッドサイドでの使用をより促進するためにダイジェスト版，アプリ版が発刊された．そして，最後の邦文版普及ツールとして2022年5月に敗血症診療バンドルが公開された[5]．本稿では，診療バンドルならびに『日本版敗血症診療ガイドライン2020 初期治療とケアバンドル（J-SSCG2022バンドル）』に関して概説する．

1. 敗血症診療バンドルとは

敗血症救命キャンペーン（Sepsis Surviving Champaign；SSC）は，2004年にエビデンスに基づくガイドライン（SSCG2004）を発表して以来，重要な推奨を束（バンドル）のごとくにまとめた「敗血症診療バンドル」を報告してきた．SSCG2016が報告された後は，その改訂版である「敗

表1 SSCG1時間バンドル（文献[2]より引用）

1	乳酸値測定（もし，初回乳酸値が＞2 mmol/L であれば，再検する）
2	抗菌薬前の血液培養採取
3	抗菌薬投与
4	低血圧あるいは乳酸値≧4 mmol/L に対して 30 mL/kg の急速輸液を開始
5	患者が輸液中あるいは輸液後に低血圧の場合，MAP≧65 mmHg を維持するために降圧剤を投与する

表2 J-SSCG2022バンドルの目標と推奨選択基準

目標
● 医師のみではなく，広く医療従事者が利用するものとする．
● 読むものではなく，視覚的に理解できるものとする．
● 患者の予後改善に寄与できるものとする．
バンドルの概要と推奨選択基準
● 治療フェーズに応じたバンドルを提示する．
● 普遍的な内容の推奨をバンドル化する．
● CQ＆Aの選択は「バンドル」の視点から行う．

血症1時間バンドル」が報告された[1,2]（表1）．

この1時間バンドルが報告されるまでは，3時間バンドルと6時間バンドルが公開されていたが，これらの重要事項を1つの「1時間バンドル」に統合し，初期の循環蘇生と感染管理をただちに開始することが明確に意図されていた．この1時間バンドルは，敗血症や敗血症性ショックの重症患者のベッドサイドにおける臨床を反映したものであり，とくに低血圧の患者に対しては，蘇生措置の開始を保留するのではなく，ただちに治療を開始することが重要であるとの考え方が根底にある．初期循環蘇生が完了するまでに1時間以上かかることもあるが，乳酸測定や血液培養のための採血，輸液や抗生物質の投与，生命を脅かす低血圧の場合には血管収縮薬の開始など，蘇生と治療の開始はすべて即座に行うという方向性が明確にされているといえる．

SSCG2016に基づいた「1時間バンドル」では，乳酸測定，抗菌薬投与前の血液培養の採取，広域抗菌薬の投与，低血圧あるいは乳酸値上昇時における輸液療法および輸液療法後にも低血圧が持続する際の血管収縮薬の開始が含まれている．敗血症診療バンドルの準拠は，敗血症および敗血症性ショック患者の生存率向上と関連することが報告されている．

2. J-SSCG2020における敗血症診療バンドル

J-SSCG2020においても，敗血症診療バンドル作成がガイドライン作成当初から計画されてきた．J-SSCG2020は，敗血症・敗血症性ショックの診療において，医療従事者が患者の予後改善のために適切な判断を下す支援を行うことを目的に作成された．J-SSCG2020の本体の重要部分を束にしたものがJ-SSCG2022バンドルである．

その目的は，①医師のみではなく，広く医療従事者が利用するものとすること，②読むものではなく，視覚的に理解できるものとすること，そして③患者の予後改善に寄与できるものとすることであった．したがって，バンドルの概要と推奨選択基準は，①治療フェーズに応じたバンドルを提示すること，②普遍的な内容の推奨をバンドル化すること，③CQ＆Aの選択は「バンドル」の視点から行うこととした（表2）．なお，提示方法としてはA4用紙1枚のまとめ，time-line を意識したものとすることとなった．

J-SSCG2020に基づいた敗血症診療バンドルは，最初に「早期診断」のためのチェックリストを提示し，次に初期治療バンドル，そして後半にICUにおける急性期介入に関する提示をすることとなった．

3. 感染と臓器障害を疑った際の迅速評価

感染と臓器障害を疑った際には，迅速評価と初期治療バンドルを行う必要がある．敗血症は，①感染症もしくは感染症の疑いがあり，かつ②SOFA（sequential〔sepsis-related〕organ failure assessment）スコアの合計2点以上の急上昇として診断される．SOFAスコアを得るためには，意識レベルの確認や酸素化の確認，循環動態の確認に加え，血清ビリルビン値，血清クレアチニン値，血小板数の測定が必要となるため，これらの観察を起動するためのバイタルサインの確認と評価が必要となる．

J-SSCG2020では，敗血症の定義と診断においてquick SOFA（qSOFA）を紹介し，Sepsis Treatment System において，qSOFAや早期警告スコア（Early Warning Score；EWS）などを用いたスクリーニング法を紹介している．

qSOFAは，①意識変容，②呼吸数≧22回／分，③収縮期

表3 J-SSCG2022バンドルにおけるバイタルサインの迅速評価

バイタルサインの評価	
意識	GCS < 15
収縮期血圧	≦ 100 mmHg
脈拍	> 90 回 / 分
呼吸数	≧ 22 回 / 分
体温	< 36℃ or > 38℃

表4 初期治療バンドル：培養と抗菌薬（文献[5]より引用）

培養（直ちに）
● 血液培養（×2）
● 感染巣（疑い）からの培養
抗菌薬（直ちに）
● 適切な抗菌薬投与

血圧≦100 mmHgの3項目で構成される．感染症あるいは感染症が疑われる状態において，qSOFAの2項目以上が満たされる場合に敗血症を疑い，早期治療開始や集中治療医への紹介のきっかけとして用いるとされるが，特異度が高いが感度が低いという特徴が指摘されており，qSOFAが2点未満であっても敗血症を否定できない[6]．J-SSCG2020では，Sepsis-3のコンセンサスに基づき，qSOFAの2点以上で敗血症を疑うとしているが，その解説においては，数々の研究結果が一定ではなく，qSOFAとSIRSとも理想的なスクリーニングツールではないとしている．なお，SSCG2021では，数々の研究結果が一定ではなく，qSOFAとSIRSとも理想的なスクリーニングツールではないため，qSOFA陽性では敗血症の可能性を認識しなければならないが，感度が低いために単独でのスクリーニングは非推奨とされている．

以上から，J-SSCG2022バンドルでは，採血などを利用せずに測定可能なバイタルサインに着目し，EWSあるいは，qSOFAなどのトリガー値を参考にしたうえで，バイタルサインの迅速評価を示した（表3）．具体的には意識レベルの確認（GCS<15），収縮期血圧（≦100 mmHg）の確認，脈拍の確認（>90回/分），呼吸数の確認（≧22回/分），体温の確認（<36℃ or >38℃）である．

感染の疑いがある成人患者では，このようなバイタルサインを迅速に評価し，必要に応じて，敗血症/敗血症性ショックの診断のためにSOFAスコアを算出し，乳酸値を測定する．

4. 敗血症を疑った際にただちに開始するべき初期治療バンドル

J-SSCG2022バンドルで敗血症を疑った際，ただちに開始するべき初期治療バンドルとして，4つの治療軸が示されている．1つ目は「培養と抗菌薬」である．2つ目は「初

期蘇生」であり，初期輸液とノルアドレナリンと循環評価からなる．3つ目は「継続するショックや心不全に対する対応」であり，4つ目は「感染巣対策」である．

また，敗血症に伴うショックが初期輸液で改善しない場合には，集中治療が安全に遂行できる場所に患者を移すことを考慮することが示されている．

培養と抗菌薬（表4）[5]

敗血症・敗血症性ショックの診療では，原因となる病原微生物の同定がきわめて重要であり，適切な治療につながる．未治療の敗血症疑い患者に対し，アルゴリズム的に抗菌薬投与前に血液培養2セット以上を可及的すみやかに採取することが重要である．術後感染や入院患者の敗血症の場合は事前に抗菌薬が投与されている場合が少なくない．このような患者においても，できるだけ早急に血液培養2セット以上を採取することが重要である．同様に，感染巣と想定される部位（喀痰，尿，髄液，カテーテルなど）からの培養を採取する．

培養採取後には適切な抗菌薬を早期に投与する．J-SSCG2020では，各感染症別の選択肢一覧を示すとともに，経験的抗菌薬にカルバペネム系抗菌薬を含めるのはどのような場合であるか，MRSAや一般細菌以外（カンジダ，ウイルス，レジオネラ，リケッチア，クロストリジオイデスディフィシルなど）に対する経験的抗微生物薬を選択するのはどのような場合であるかを示しており，実際の抗菌薬を早期に選択して投与する一助になる

初期蘇生（表5）[5]

敗血症/敗血症性ショックは，末梢血管拡張に伴う血液分布異常性ショックが本態を成す疾患であるが，循環血液量減少，心機能低下によるショック（循環血液量減少性

表5 初期治療バンドル：初期蘇生（文献[5]より引用）

- 初期輸液
- ノルアドレナリン（初期輸液開始後に低血圧が持続する場合）
- 乳酸値測定（繰り返す）
- 心エコー（繰り返す）

表6 初期治療バンドル：継続するショックや心不全に対する対応（文献[5]より引用）

ショックに対する追加投与薬剤
・バソプレシン
・ヒドロコルチゾン
心不全を伴う敗血症性ショック
・ドブタミンかアドレナリンを考慮

表7 初期治療バンドル：感染巣対策（文献[5]より引用）

可及的速やかに
・感染巣の探索
・感染巣のコントロール

表8 初期治療バンドル：感染巣対策（文献[5]より引用）

抗菌薬
・デエスカレーションと適切な中止
栄養
・適切な早期栄養
リハビリ
・可能であれば，早期導入
・PICS予防を早期から開始
・患者/家族中心のケア
鎮静と鎮痛
・まず鎮痛，それから鎮静
・プロトコル化，浅めの鎮静
呼吸管理
・肺保護戦略
DIC
・鑑別と診断
・必要に応じて，治療

ショック，心原性ショック）も合併し複雑な病態を形成しうるため，心エコーを用いた心機能・血行動態評価を行うことは臨床的に重要なことである．また，乳酸値の測定は敗血症性ショックの診断だけではなく，初期蘇生の有効性評価にも重要である．バンドルにおいては，心エコーと乳酸値測定を繰り返しながら，初期蘇生を行うことが強調されている．初期蘇生は循環血液量を適正化することを目標とした輸液療法と第一選択薬としてノルアドレナリンを使用する血管収縮薬の投与からなる．

継続するショックや心不全に対する対応（表6）[5]

輸液とノルアドレナリン投与に反応の乏しい敗血症性ショック患者には第二選択薬の血管収縮薬としてバソプレシンの投与，あるいは，ヒドロコルチゾンの投与が考慮される．また，敗血症性ショックではsepsis induced myocardial dysfunctionと称される心機能障害が約40%の患者に合併するため[7]，心不全を伴う敗血症性ショックでは，血管収縮薬のノルアドレナリンに加え，強心薬であるドブタミンやアドレナリンの投与が考慮される．

感染巣対策（表7）[5]

早期の感染源のコントロールは，敗血症患者の転帰改善につながる重要な治療法である．そのため敗血症を疑う患者に対して，コントロールが必要な感染源が存在するかどうかを早期に評価することは重要であり，その手段として画像検査を考慮する．また，ドレナージを要する感染巣を検出した際には，可及的すみやかに感染巣のコントロールを行う．

5. ICUにおける急性期介入

J-SSCG2022バンドルでは，迅速評価と初期治療バンドルを行った後における急性期介入も示されている（表8）[5]．抗菌薬のデエスカレーションや中止，適切な早期栄養，早期リハビリの実施，患者/家族中心のケアの実施，適切な鎮痛と鎮静，肺保護換気の実施，およびDICに対する対応がこの急性期介入に含まれる．

おわりに

J-SSCG2020では，重要な診療を束のようにまとめた診療バンドルを公開している（図1）[5]．A4で印刷し，ラミネート加工するなどしてベッドサイドや外来に配布することで，緊急度の高い患者においても，時間軸を意識しながら優先度の高い治療や検査を進めていくうえで有用であると考えられる．

日本版敗血症診療ガイドライン 2020
初期治療とケアバンドル
（J-SSCG2022 バンドル）
日本集中治療医学会（JSICM） ＆ 日本救急医学会（JAAM）

もし、**感染と臓器障害を疑ったら**
迅速評価と初期治療バンドルを行う。

バイタルサインの評価
- □意識　　　　　　（GCS＜15）
- □収縮期血圧　　　（≦100mmHg），
- □脈拍　　　　　　（＞90/min）
- □呼吸数　　　　　（≧22/min）
- □体温　　　　　　（＜36℃ or ＞38℃）

敗血症/敗血症性ショックの診断のために,
SOFA スコアを算出し、乳酸値を測定する

初期治療バンドル(敗血症を疑った際には、直ちに開始する。)

培養（直ちに）
- □血液培養（×2）
- □感染巣（疑い）からの培養

抗菌薬（直ちに）
- □適切な抗菌薬投与

初期蘇生（直ちに）
- □初期輸液 ＊
- □ノルアドレナリン
  （初期輸液開始後に低血圧が持続する場合）
- □乳酸値測定　　　　　（繰り返す）
- □心エコー　　　　　　（繰り返す）

感染巣対策
（可及的速やかに）
- □感染巣の探索
- □感染巣のコントロール

ショックに対する追加投与薬剤
- □バソプレシン　　□ヒドロコルチゾン
心不全を伴う敗血症性ショック
- □ドブタミンかアドレナリンを考慮

＊敗血症に伴うショックが初期輸液で改善しない場合
- □患者を集中治療室など集中治療が安全に遂行できる場所に移すことを考慮する。

ICU における急性期介入

抗菌薬
- □デエスカレーションと適切な中止

栄養
- □適切な早期栄養

リハビリ
- □可能であれば、早期導入
- □PICS 予防を早期から開始

□**患者/家族中心のケア**

鎮静と鎮痛
- □まず鎮痛、それから鎮静
- □プロトコル化、浅めの鎮静

呼吸管理
- □肺保護戦略

DIC
- □鑑別と診断
- □必要に応じて、治療

PICS; post-intensive care syndrome

詳細はガイドライン本文と診療フローを確認してください

J Intensive Care. 2021;9(1):53,　Acute Med Surg. 2021;8(1):e659

図1 J-SSCG2022バンドル（文献[5]より引用）

参考・引用文献

1）重要 Levy MM, Evans LE, & Rhodes A: The Surviving Sepsis Campaign Bundle: 2018 Update. *Crit Care Med*, 46: 997-1000, 2018.

2）重要 Levy MM, Evans LE, & Rhodes A: The Surviving Sepsis Campaign Bundle: 2018 update. *Intensive Care Med*, 44: 925-928, 2018.

3）重要 Egi M, Ogura H, Yatabe T, *et al*.: The Japanese Clinical Practice Guidelines for Management of Sepsis and Septic Shock 2020 (J-SSCG 2020). *Acute Med Surg*, 8: e659, 2021.

4）重要 Egi M, Ogura H, Yatabe T, *et al*.: The Japanese Clinical Practice Guidelines for Management of Sepsis and Septic Shock 2020 (J-SSCG 2020). *J Intensive Care*, 9: 53, 2021.

5）重要 日本集中治療医学会・日本救急医学会：日本版敗血症診療ガイドライン2020 初期治療とケアバンドル（J-SSCG2022バンドル）. https://www.jsicm.org/news/upload/bundle_after_public_comment0518.pdf（2022年12月閲覧）

6）Anand V, Zhang Z, Kadri SS, *et al*.: Epidemiology of Quick Sequential Organ Failure Assessment Criteria in Undifferentiated Patients and Association With Suspected Infection and Sepsis. *Chest*, 156: 289-297, 2019.

7）Bouhemad B, Nicolas-Robin A, Arbelot C, *et al*.: Acute left ventricular dilatation and shock-induced myocardial dysfunction. *Crit Care Med*, 37: 441-447, 2009.

Profile

江木盛時（えぎ もりとき）

京都大学大学院 医学研究科 侵襲反応制御医学講座 麻酔科学分野 教授
1973年生まれ. 1999年 岡山大学 医学部 卒業. 麻酔, 周術期管理. 集中治療の臨床と研究が専門領域. 休暇は家族とウォーキング, スキー, スキューバダイビングなどをして過ごす.

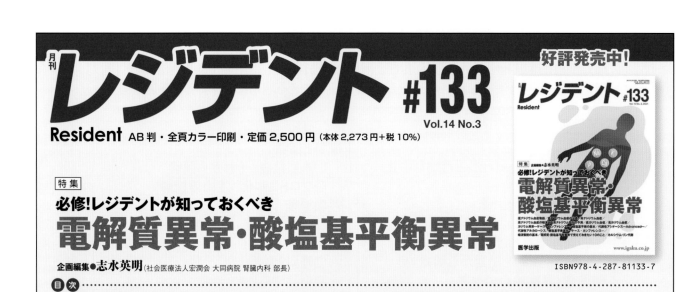

月刊 レジデント #140 NEXT ISSUE
Resident Vol.16 No.3

特集

達人から学ぶ 循環器病診察の極意 （視て・触れて・聴いて）

企画編集●水野 篤

特集にあたって

　今回は循環器病の診察についての特集です．循環器領域の身体診察を愛する先生方に熱い原稿をいただきました．本書で基本的な循環器の身体診察を復習することに加えて，各エキスパートの先生方独自の熱い TIPS & TRICKS を紹介していただきたいと考えています．

　循環器の身体診察の基本は視て・触れて・聴いてという 3 点が基本であり，その基本を押さえつつ，色々な先生の独自の方法を御覧になって，より自分に馴染むものを次々に試しているうちに自分流の身体診察方法が開発されていくのだと思います．紙面で伝える限界もありますが，本書はカラーというメリットを用いて，先生方の身体診察の秘伝の技を惜しみなくご指導いただきます．

　今回はさらにプライマリケア・総合診療の観点からの循環器フィジカルを日本のフィジカル教育リーダーの平島先生に記載していただき，呼吸音という循環器内科医がむしろ少々苦手な範囲を呼吸器内科，なおかつ循環器にも総合診療のマインドを持つ皿谷先生にお願いしております．是非お愉しみください．

　最後に今回の原稿執筆者は日本の循環器 Physical examination 講習会という極めて熱い会を開催している先生方に多く参加していただいています．まだまだ実は熱いメンバーがいらっしゃいます．そのため，今回全員を紹介できずそこは残念ですが，是非年 1 回の循環器 Physical examination 講習会にも顔を出してみてください．一緒に熱い循環器の身体診察を学び，研究してゆきましょう！

水野 篤（聖路加国際病院 心血管センター）

定期購読のご案内

12 冊 29,800 円（10% 税込）（送料無料）
※月刊誌・毎月 10 日発売（年間 12 冊）
　定価 2,500 円（本体 2,273 円＋税 10%）/ 冊・
　AB 判・全頁カラー印刷
定期購読をご希望の際は，「バックナンバー・定期購入のご案内」ページをご参照ください．
お問い合わせ：03-3813-8225（販売部）
E-mail：net@igaku.co.jp

お知らせ大募集！

学会・セミナー・研究会やイベントなどの告知を
「レジデント」に掲載してみませんか？
◎お申し込み・お問い合わせ
〒 113-0033　東京都文京区本郷 2-27-18
医学出版　「レジデント」編集部
☎ 03-3813-8888　FAX：03-3813-8224
●掲載は無料です．
●誌面の都合により，表記など一部内容の変更をさせていただく場合がありますので，あらかじめご了承ください．

編集後記

　今回のテーマは「敗血症」でございます．今回は 137 号の特集でもお世話になった小倉先生に企画編集を引き受けていただきました．各論考の執筆者は『日本版敗血症診療ガイドライン 2020』の作成委員会の先生方に担当していただきました．本特集は単にガイドラインの要約に留まることなく，新たな知見も追加されていると思われます．そのため，ガイドラインをすでに読んだ読者の方々に対しても本特集は知識の整理以上の利益をもたらしてくれます．本特集が読者の方々の明日からの診療の一助となれば，『レジデント』編集部として幸甚でございます．（A）

ご意見・ご感想をお寄せください

レジデントはいかがでしたか？　皆さんのご意見・ご感想をぜひお聞かせください．
E-mail：net@igaku.co.jp

月刊 レジデント
Resident

Vol.16 No.2 ［通巻 139 号］　　ISBN978-4-287-81139-9
2023 年 6 月 1 日発行

編集発行人　村越誠二
発行所　　　株式会社 医学出版
　　　　　　〒 113-0033 東京都文京区本郷 2 丁目 27-18
　　　　　　☎　03-3813-8888（代表）
　　　　　　FAX 03-3813-8224（編集部）
　　　　　　E-mail net@igaku.co.jp
広告申込　　☎ 03-3813-8225（営業部）

レジデント バックナンバー・定期購入のご案内

AB判　全頁カラー印刷

定価2,200円（本体2,000円＋税10%）
　　　　　　　～18年10月号

定価2,500円（本体2,273円＋税10%）
　　　　　　　19年12月号～

定期購読料　29,800円
（10%・税込・12冊・送料無料）

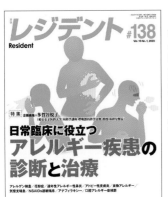

138号
Vol.16 No.1

●特集
日常臨床に役立つ
アレルギー疾患の診断と治療
編集／多賀谷悦子

23年1月1日発売
ISBN978-4-287-81138-2

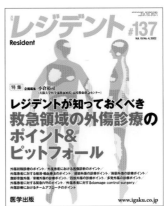

137号
Vol.15 No.4

●特集
レジデントが知っておくべき
救急領域の外傷診療の
ポイント＆ピットフォール
編集／小倉裕司

22年12月1日発売
ISBN978-4-287-81137-5

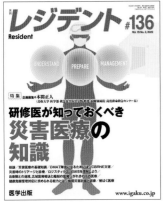

136号
Vol.15 No.3

●特集
研修医が知っておくべき
災害医療の知識
編集／本間正人

22年11月1日発売
ISBN978-4-287-81136-8

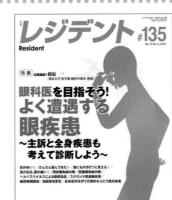

135号
Vol.15 No.2

●特集
眼科医を目指そう！
よく遭遇する眼疾患
〜主訴と全身疾患も考えて
　診断しよう〜
編集／相原　一

22年9月1日発売
ISBN978-4-287-81135-1

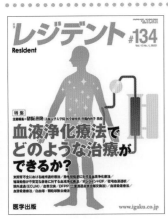

134号
Vol.15 No.1

●特集
血液浄化療法で
どのような治療ができるか？
編集／猪阪善隆

22年7月28日発売
ISBN978-4-287-81134-4

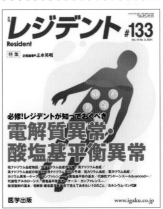

133号
Vol.14 No.3

●特集
必修！
レジデントが
知っておくべき
電解質異常・
酸塩基平衡異常
編集／志水英明

21年12月10日発売
ISBN978-4-287-81133-7